暖暖香粥

萨巴蒂娜 主编

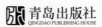
青岛出版社
QINGDAO PUBLISHING HOUSE

◆ 一盘菜、一碗粥的惬意时光 ◄

年少不知白粥的滋味，只觉得寡淡无比。父母爱喝粥，每次做粥的时候，我都会生闷气，因为不知道粥好喝嘛。

越是在人世颠簸，越是经历了数次身体微恙，才越发觉得一碗白粥的温暖，真的可以让人从冰冷到温暖再到复苏。

我做很多菜都追求快捷，唯独做粥与佐粥小菜的时候不是。

我最喜欢的组合是清炒小白菜配玉米糙粥。玉米糙用清水清洗若干次，倒入洁净的过滤水大火煲滚再小火细熬。在冒着水蒸气，能听到咕嘟咕嘟响的厨房里，我慢慢地一棵一棵清洗菜叶，把叶子洗得水嫩碧绿。油锅烧热，倒入小白菜，刺啦的声音最好听了，用筷子翻炒几下，一定是猛火快炒，最快时间把叶子炒熟，出锅前只放盐，这样配粥，绝配。

喝粥也要充满仪式感，用最好看的碗盛粥，最好看的盘子盛菜。我把粥放在阳台的桌子上，对着阳台上的绿色植物喝粥，让早晨的阳光晒在自己的脸上，浑身都很温暖。

喝完粥不算完，再用清水把碗碟和筷子洗干净，擦干，摆放在合适的位置。厨房恢复了整洁，肚肚微鼓，暖意盈盈，这才算结束。

生活需要仪式感，生活需要清粥与小菜。

萨巴蒂娜

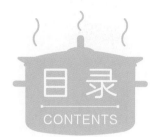

目 录
CONTENTS

选好粮食做好粥

第一章
健体滋补粥

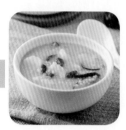

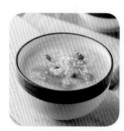

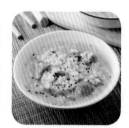

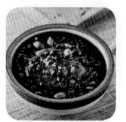

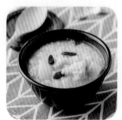

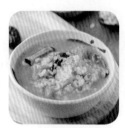

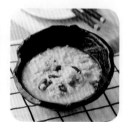

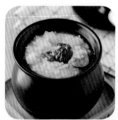

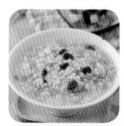

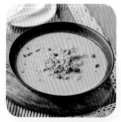

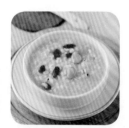

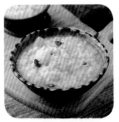
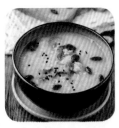
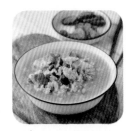
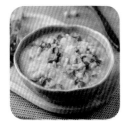
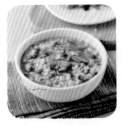
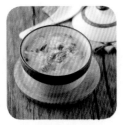
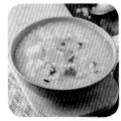
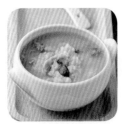
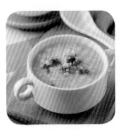
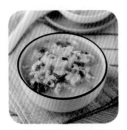
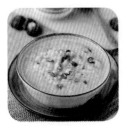
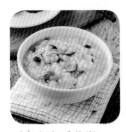
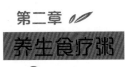

第二章
养生食疗粥

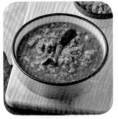
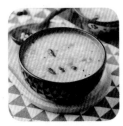
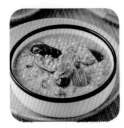

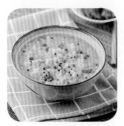
66/ 二米绿豆粥

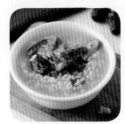
67/ 桂花红枣粥

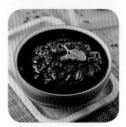
68/ 三黑补肾粥

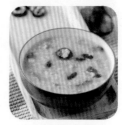
70/ 山楂陈皮粥

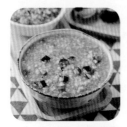
72/ 花生藜麦糙米粥

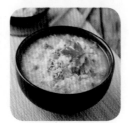
74/ 芹菜肉末粥

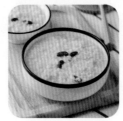
75/ 鲜玉米枸杞粥

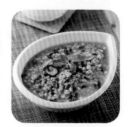
76/ 山楂薏米粥

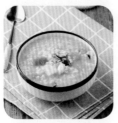
78/ 南瓜百合粥

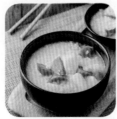
79/ 胡萝卜山药粥

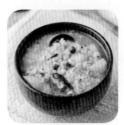
80/ 芡实山药薏米粥

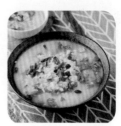
82/ 芹菜叶枸杞粥

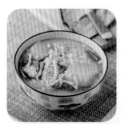
84/ 冬瓜肉丝荷叶粥

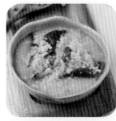
86/ 海带棒骨黄豆粥

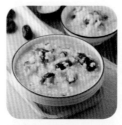
88/ 乌鸡糯米粥

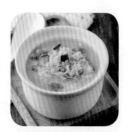
90/ 鸭丝糙米粥

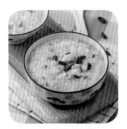

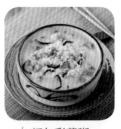

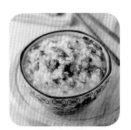

第三章

纤体健康粥

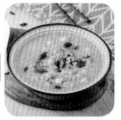

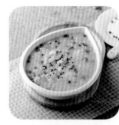

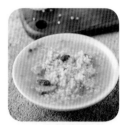

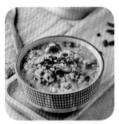

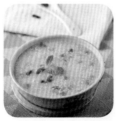

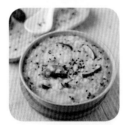

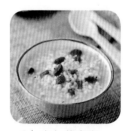

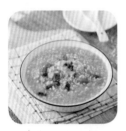

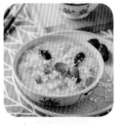

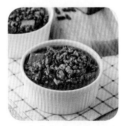

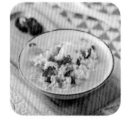

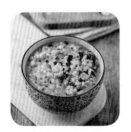

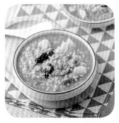

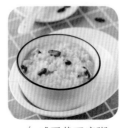

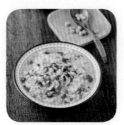

126/ 紫菜瘦肉粥

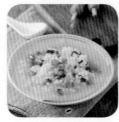

128/ 猪肝胡萝卜粥

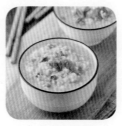

130/ 牛肉大麦粥

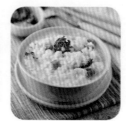

132/ 西蓝花鸡肉粥

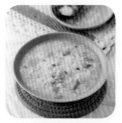

134/ 海米丝瓜粥

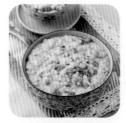

136/ 金枪鱼蔬菜粥

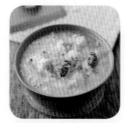

138/ 鲜虾冬瓜薏米粥

第四章
养颜美容粥

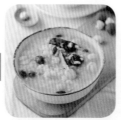

142/ 桂圆红枣莲子粥

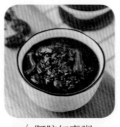

144/ 阿胶红枣粥

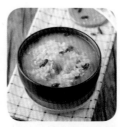

146/ 木瓜银耳糙米粥

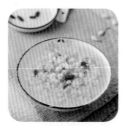

148/ 茉莉花粥

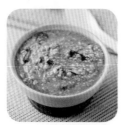

149/ 黑糖玫瑰花粥

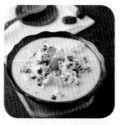

150/ 香芋牛奶红枣粥

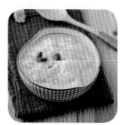

152/ 菊花雪梨粥

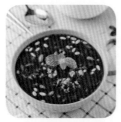

154/ 五仁紫米粥

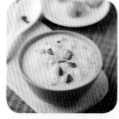

156/ 牛奶玉米板栗粥

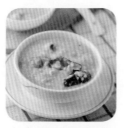

157/ 板栗腰果莲子粥

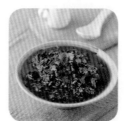

158/ 乌梅山楂粥

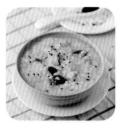
160/ 燕麦苹果粥

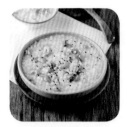
162/ 腰果松仁粥

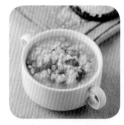
164/ 松仁玉米豌豆粥

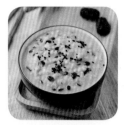
165/ 蜜红豆牛奶粥

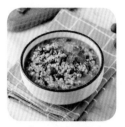
166/ 红豆桂圆薏米粥

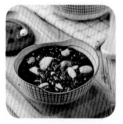
168/ 红豆莲子粥

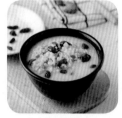
170/ 杏仁燕麦粥

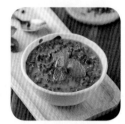
172/ 椰香紫米粥

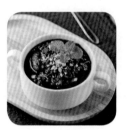
174/ 黑米三红粥

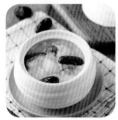
176/ 银耳雪梨粥

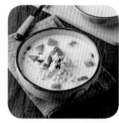
178/ 奶香木瓜薏米粥

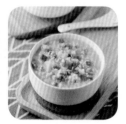
180/ 莲藕瘦肉粥

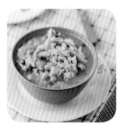
182/ 黄豆花生猪蹄粥

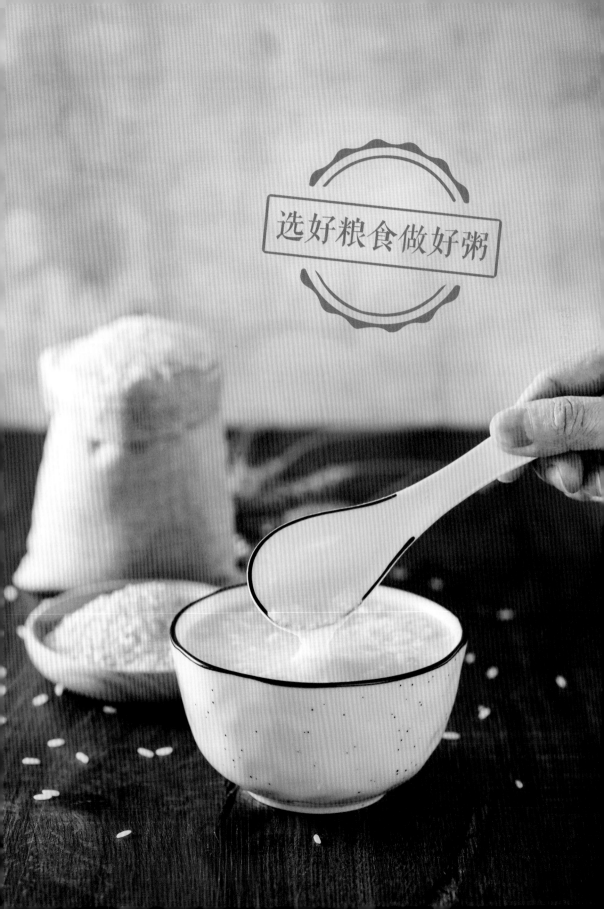

米麦家族，豆豆开会

大米

大米是稻谷的制成品，是我国主要的粮食，也是我国大部分地区人民的主食。
大米香气浓郁，具有补中益气、健脾养胃之功效，能够为人体提供蛋白质、维生素等多种营养成分。

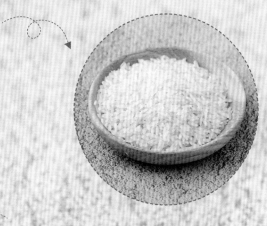

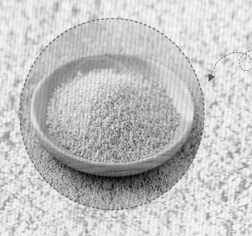

小米

小米营养价值较高，含有丰富的蛋白质、铁和维生素等营养成分，对脾、肾和肠胃有比较好的滋补作用。小米不需要精制，因此维生素和无机盐的保留量比较高，熬成的粥有"代参汤"的美称，是滋补保健佳品。

糯米

糯米一般是南方地区的叫法，北方则多称之为江米。糯米营养丰富，能够健脾养胃、止虚汗，对中气虚、脾胃弱者有比较好的滋补作用。

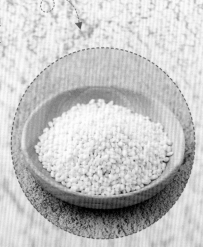

糙米

糙米口感较粗，质地紧密，营养价值比大米更高，含有较多的维生素、矿物质和膳食纤维，是一种绿色健康食品。糙米中的微量元素对预防心血管疾病和贫血症有积极作用，丰富的膳食纤维能够加速肠道蠕动，促进人体新陈代谢。

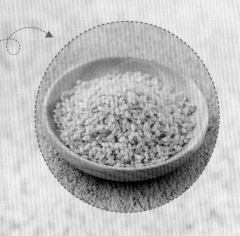

薏米

薏米既是一种食物，又是一种中药，具有利水消肿、健脾去湿等功效，适合脾胃虚弱者食用。薏米中的膳食纤维比较丰富，对降低血脂有一定的作用。

燕麦

燕麦是一种低糖、高营养食品，富含膳食纤维，能够促进肠道蠕动，帮助清理肠道垃圾。同时，燕麦的热量低，升糖指数低，对于需要控制体重和血糖的人来说，是比较好的选择。

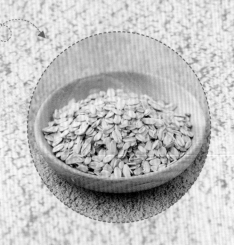

紫米

紫米味道香甜，含有丰富的蛋白质、维生素以及人体所需的微量元素，能够滋阴补肾、健脾、暖肝，有比较大的保健作用。与普通稻米相比，紫米的氨基酸种类更多，更适合孕产妇和康复期病人食用。

荞麦

荞麦的膳食纤维含量是大米的 10 倍。它还含有丰富的微量元素和维生素，能够降低人体中胆固醇含量，促进血液循环。同时，荞麦能够有效清除体内自由基，增强人体免疫力。

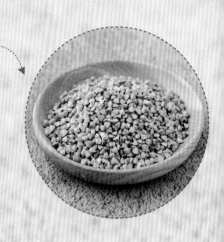

大麦

大麦具有坚果香味，其中的可溶性膳食纤维含量丰富，对人体有保健作用。同时，大麦钙含量比较丰富，对补充人体钙元素有较大的帮助。

玉米

玉米中含有大量的膳食纤维，能够帮助人体清除毒素; 其含有的维生素 E 能够促进细胞分裂，具有延缓衰老的功效。

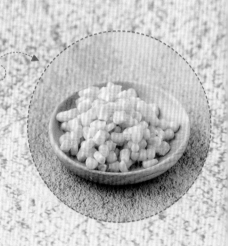

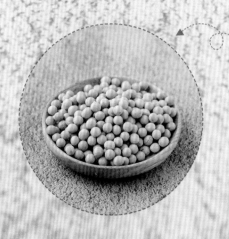

黄豆

黄豆富含植物蛋白质，其钙、磷、铁的含量也很丰富，对生长发育期的儿童和需要补充钙质的老年人尤为有益。黄豆中的异黄酮有帮助女性调节内分泌的作用。

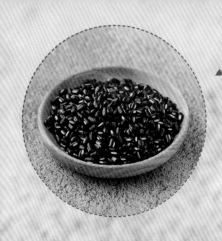

红豆

红豆能清心养神、健脾益肾，还能补血、利尿和消肿。红豆富含铁，能让人气色红润，还能促进血液循环，增强机体抵抗力。

绿豆

绿豆有清热解毒、止渴消暑、利尿润肤的功效，含有丰富的蛋白质、维生素和无机盐，有很高的食用价值。同时，绿豆药用价值也较高，有"济世之食谷"之称。在遇到有机磷农药中毒、铅中毒、酒精中毒等情况时，可以给病人灌一碗绿豆汤作为抢救前的紧急处理措施。

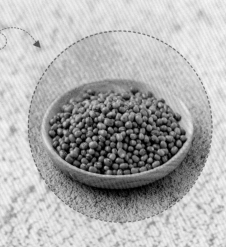

豌豆

豌豆含有的营养成分比较均衡、全面。其含有的维生素C较为丰富，对维生素C缺乏症具有一定的食疗作用。同时，豌豆还具有抗菌消炎、促进新陈代谢的功能。

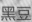

黑豆

黑豆对降低血液中胆固醇的含量有积极作用；黑豆中富含的维生素对人体也有较好的保健作用，能够滋养肾气，延缓机体衰老。

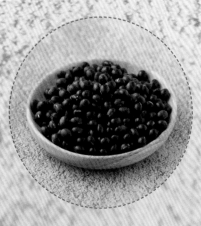

煮粥小技巧

〈 1. 加水有讲究 〉

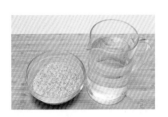

（1）煮粥时可以根据自己的喜好对水量进行调整。如喜欢稠粥，可以选择米与水的比例为 1:8，喜欢稀粥则选择米与水的比例为 1:13。

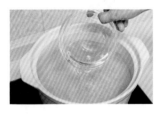

（2）熬粥用的水要一次加足，否则会影响粥的口感和味道。

〈 2. 食材要先浸泡 〉

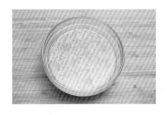

（1）将食材提前浸泡，可以让其吸足水分，使熬出来的粥更加软糯浓稠。

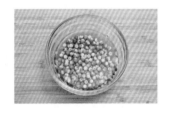

（2）有些食材不容易煮熟，如芡实、黑豆、红豆等，提前浸泡有利于减少熬煮时间。

〈 3. 小火慢炖才香浓 〉

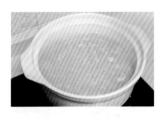

先大火煮开，然后小火慢炖，食材经过充分熬煮之后，会释放出其中的营养成分和香味，熬出来的粥又浓又香。

〈 4. 要勤搅拌 〉

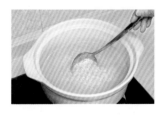

熬粥时要勤搅拌，一是为了防止食材沉底煳锅；二是经过充分搅拌，粥才会黏稠。

5. 动作要轻柔

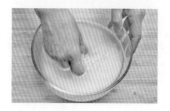

淘洗的时候，动作要轻柔一些，不要用手使劲揉搓食材。食材的很多营养物质都在外层，如果使劲揉搓的话，会让营养物质流失。

6. 锅具选择很重要

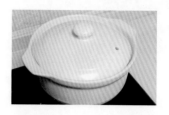

如果想要省时省力，可以选择高压锅进行熬煮。

时间充分的话，熬粥最好还是选用砂锅。砂锅的保温性能良好，适合对粥类进行长时间熬煮，并且砂锅煮出来的粥口感黏稠、米香浓郁，优于其他锅具熬煮出来的粥。

煲粥常用食材处理小教程

＊ 红枣去核

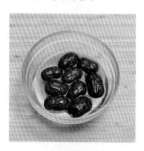

1.

红枣洗净，在清水中浸泡片刻。

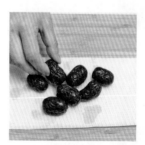
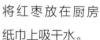

2.

将红枣放在厨房纸巾上吸干水。

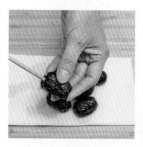

3.

将筷子从红枣的尾部穿进去，轻轻顶一下。

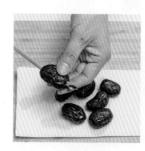

4.

再将筷子从红枣的头部穿进去，朝尾部的方向顶，即可轻松去除枣核。

* 猪肝清洗

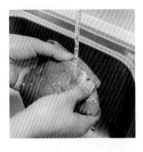

1.

猪肝在水龙头下用流动的水冲洗10分钟左右。用手挤掉脏血。

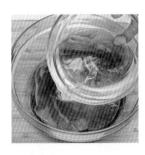

2.

将猪肝放入容器中，加入没过猪肝的清水。

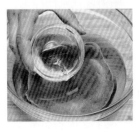

3.

倒入适量白醋，浸泡约30分钟。

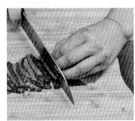

4.

将泡好的猪肝切片，继续冲洗几次至去除血水即可。

* 猪肋排处理

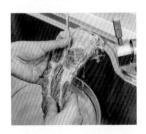

1.

将猪肋排放入盆中，在水龙头下冲洗片刻。

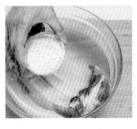

2.

盆中加入没过猪肋排的清水，加入适量面粉，轻轻揉搓。

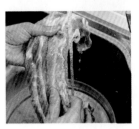

3.

将猪肋排再次冲洗干净。

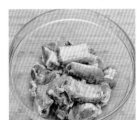

4.

用刀将肋排剁成小块，清洗去掉碎骨头渣。

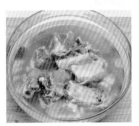

5.

将肋排块放入足量清水中，浸泡2小时以上泡去血水。

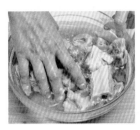

6.

将肋排块再次冲洗干净即可。

＊ 猪蹄处理

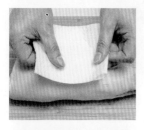

1.

将猪蹄在水龙头下清洗干净，用厨房纸巾吸干水。

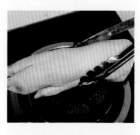

2.

燃气灶开小火，将猪蹄用食品夹夹住，在火上烤去猪毛。

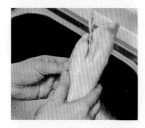

3.

将猪蹄再次清洗并擦干水。

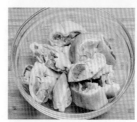

4.

将猪蹄剁成小块。

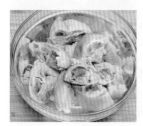

5.

将猪蹄块放入盆中，用清水浸泡半小时至去掉里面的残血。

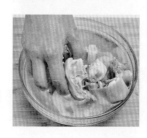

6.

将猪蹄块再次清洗干净即可。

＊ 鲜虾处理

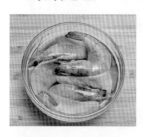

1.

鲜虾放入容器中，用清水冲洗干净表面。

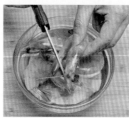

2.

用剪刀剪掉虾须。

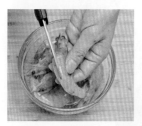

3.

将虾背上的壳沿着中间剪开。

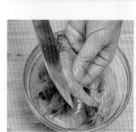

4.

用锋利的小刀在虾背上划开浅浅的一刀。

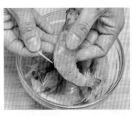

5.

用牙签将虾线挑出来。

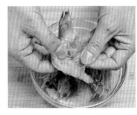

6.

将虾壳沿着中间的开口向两侧剥开，取出虾肉。

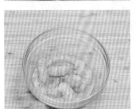

7.

将虾肉再次清洗干净即可。

＊草鱼处理

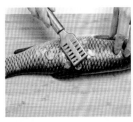

1.

草鱼洗净后控干，用刮鳞器刮掉鱼鳞。

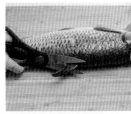

2.

用剪刀剪去鱼鳍和鱼鳃。

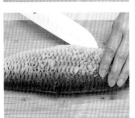

3.

将草鱼肚子从中间剖开，去掉内脏。

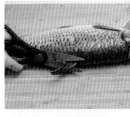

4.

用清水反复冲洗，彻底洗掉草鱼腹部的黑膜和脊椎的残血。

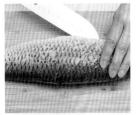

5.

备一锅凉水，大火煮沸后将草鱼在水中迅速过一遍。

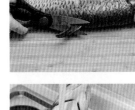

6.

趁热用刀刮掉草鱼皮外的膜。

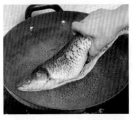

7.

剁掉鱼头，去掉草鱼脊骨两侧的白色腥线。

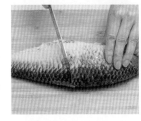

8.

将草鱼再次清洗干净即可。

* 牡蛎去壳

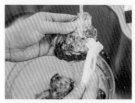

1.

牡蛎放入盆中，在水龙头下用小刷子刷干净表面。

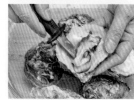

2.

用刀背在洗净的牡蛎壳边缘敲几下，敲出一个豁口。

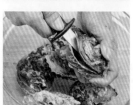

3.

用刀尖贴着牡蛎壳插入，边切边推进，切断闭壳肌。

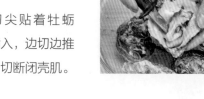

4.

用刀子撬开牡蛎壳，取出牡蛎肉。

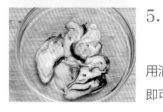

5.

用清水将牡蛎肉洗净即可。

经典配粥小菜

* 酸辣黄瓜

 材料

黄瓜	2 根	凉拌醋	1 茶匙
盐	2 克	辣椒油	2 茶匙
绵白糖	1/2 茶匙		

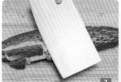
①

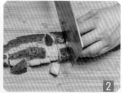
②

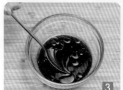
③

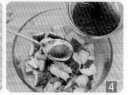
④

做法

1. 将黄瓜洗净后控干，用刀背拍扁。

2. 将拍扁的黄瓜切成 3 厘米长的段。

3. 将盐、绵白糖、凉拌醋和辣椒油放入小碗中，搅拌均匀成为料汁。

4. 将黄瓜块放入大碗中，调入料汁拌匀即可。

*蒜香金针菇

材料

金针菇..........200 克	蚝油............1/2 茶匙	大蒜.................20 克
盐.....................1 克	生抽............1 茶匙	朝天椒..............2 个
芝麻油..........2 茶匙	绵白糖........1/2 茶匙	香葱.................1 棵

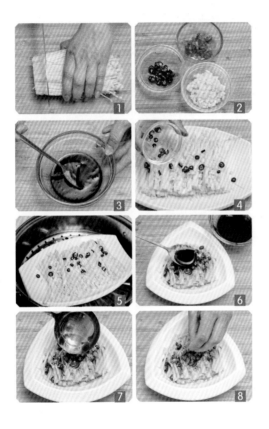

做法

1. 将金针菇清洗干净后控干水，切掉尾部。

2. 大蒜去皮，切成末；香葱洗净，取适量葱叶切成葱花；朝天椒洗净，切成圈。

3. 将盐、蚝油、生抽、绵白糖倒入小碗中，搅拌均匀成为料汁。

4. 将金针菇摆放在盘中，表面撒上蒜末和朝天椒圈。

5. 蒸锅中加水烧开，放入金针菇，大火蒸6~8 分钟。

6. 倒出盘子中的汁水，淋上料汁。

7. 炒锅中倒入芝麻油，烧至七成热后淋在金针菇上。

8. 最后撒上葱花即可。

* 爽口萝卜条

材料

白萝卜.......... 200 克	生抽.............. 1 茶匙
青椒.............. 50 克	辣椒油.......... 2 茶匙
盐.............. 1/2 茶匙	

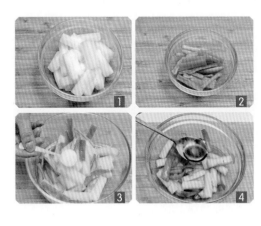

做法

1. 将白萝卜洗净后去皮，切成小拇指粗的条。
2. 将青椒洗净，去蒂、籽，切成 0.3 厘米宽的丝。
3. 将萝卜条和青椒丝放入容器中，放入盐腌制约 1 小时。
4. 将腌制好的萝卜条沥干水，淋上生抽和辣椒油拌匀即可。

* 凉拌海带丝

材料

海带.............. 150 克	盐.............. 1/2 茶匙	生抽.............. 1 茶匙
胡萝卜.......... 50 克	辣椒油.......... 2 茶匙	
黄瓜.............. 50 克	米醋.............. 1 茶匙	

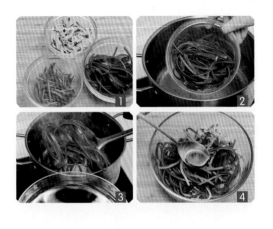

做法

1. 海带洗净，控干水，切成 0.2 厘米宽的丝；黄瓜洗净，用擦丝器擦成丝；胡萝卜洗净，去皮，用擦丝器擦成丝。
2. 锅中加入清水，煮至沸腾后将海带丝放入，焯烫约 1 分钟。
3. 将海带丝捞出，在凉开水中过凉，控干水。
4. 将海带丝、黄瓜丝和胡萝卜丝放入大碗中，调入调料搅拌均匀即可。

＊ 芹菜花生米

材料

芹菜...............150 克	盐...............1 茶匙	生抽...............1 茶匙
花生...............50 克	八角...............2 个	芝麻油...........2 茶匙
胡萝卜...........50 克	花椒...............5 克	

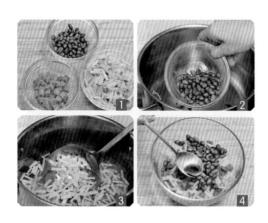

做法

1. 芹菜择去筋和叶子，清洗干净，切成 2 厘米左右长的段；胡萝卜洗净，去皮，切成 1 厘米见方的丁；花生洗净，控干水。

2. 锅中加入凉水，大火烧开后放入八角、花椒、盐和花生，煮约 40 分钟后将花生捞出控干。

3. 另取净锅，加入凉水，大火烧开后放入芹菜段、胡萝卜丁焯烫约半分钟，捞出后过凉开水，再次捞出沥干。

4. 将芹菜段、胡萝卜丁和煮好的花生放入大碗中，调入生抽和芝麻油，搅拌均匀即可。

＊ 酸甜藕条

材料

莲藕...............200 克	蜂蜜...............50 克
胡萝卜...........100 克	柠檬...............1 个

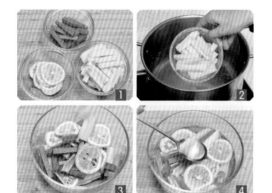

做法

1. 莲藕、胡萝卜均洗净去皮，切成小拇指粗的条；柠檬切成薄片。

2. 锅中倒入凉水，大火烧开后放入藕条焯 1~2 分钟至断生，捞出后放入凉开水中过凉。

3. 将藕条、胡萝卜条和柠檬片放入容器中。

4. 倒入蜂蜜和没过食材的清水，拌匀后盖上保鲜膜腌制数小时即可食用。

＊ 凉拌双丝

材料

土豆	150 克	米醋	2 茶匙
胡萝卜	100 克	辣椒油	2 茶匙
盐	1/2 茶匙	香菜	1 根

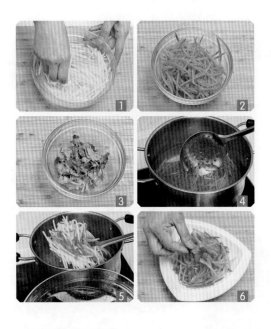

做法

1. 土豆洗净后去皮，用擦丝器擦成丝，在清水中反复清洗几遍去除淀粉。

2. 胡萝卜洗净后去皮，用擦丝器擦成丝。

3. 香菜去掉根部，洗净后控干水，切成小段。

4. 锅中加入凉水，大火烧开后放入土豆丝和胡萝卜丝，焯半分钟左右至断生后捞出。

5. 将焯好的土豆丝和胡萝卜丝放入凉开水中过凉，捞出控干水，放入容器中。

6. 放入米醋、盐和辣椒油拌匀，最后撒上香菜段即可。

＊ 小葱拌豆腐

材料

豆腐	200 克	盐	1/2 茶匙
香葱	3 棵	芝麻油	2 茶匙

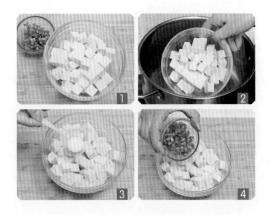

做法

1. 将豆腐洗净后控干水，切成 1 厘米见方的小块；香葱洗净后切成葱花。

2. 锅中加入凉水，大火烧开后放入豆腐块，再次煮沸后将豆腐块捞出，过凉开水，控干。

3. 将豆腐块放容器中，放入盐和芝麻油拌匀。

4. 最后撒上葱花，盛盘即可。

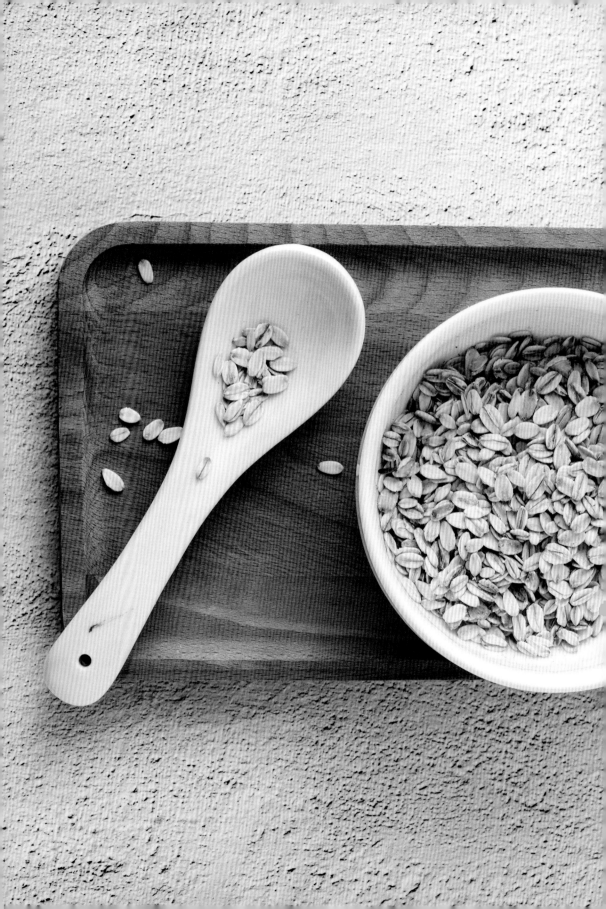

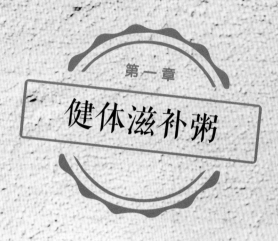

第一章

健体滋补粥

　　一炉慢火，一锅好粥。食粥在中国已经有几千年的历史。粥可饱腹续命，可健体滋补，有着温暖而巨大的力量。现在，粥已经融入到大众的生活中，人们早已经脱离了饱腹的需求，转而寻求更高层次的养生。

　　一锅好粥，首先要有精心挑选的原料，然后经过合理搭配，将其加以长时间熬煮，在水与火的作用下，让食材中的营养物质得以充分释放，从而最大限度地发挥其保健作用，使身体由内而外得到滋补。

　　在本章中，我们用最常见的食材搭配五谷杂粮做粥，也考虑到不同的地方特色和饮食习俗，制作了有甜有咸、有荤有素的多款粥。让不同的口味得到满足，让身体吸收更加全面的营养，让你在享受美味的同时收获健康。

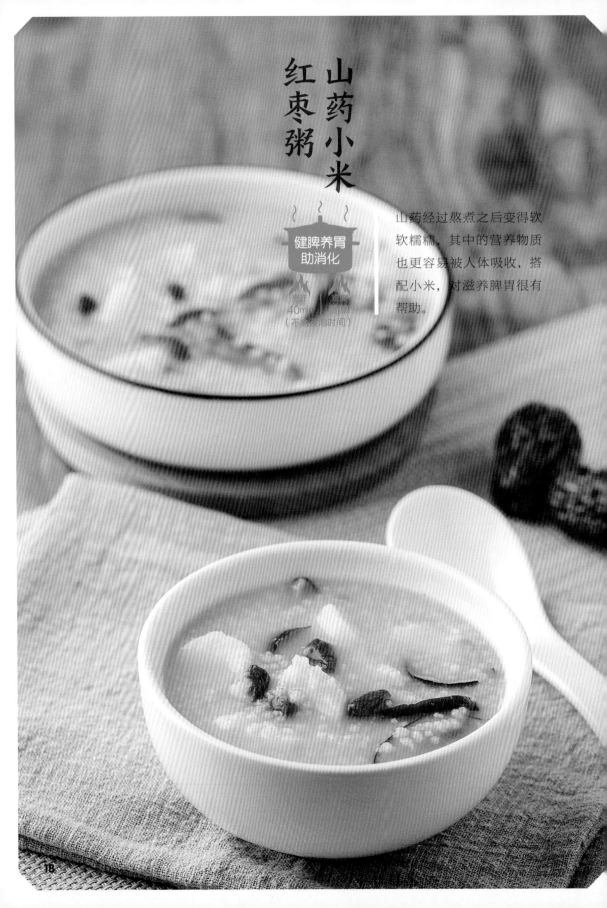

山药小米红枣粥

健脾养胃助消化

慢炖 | 难易
40min | 简单
（不含浸泡时间）

山药经过熬煮之后变得软软糯糯，其中的营养物质也更容易被人体吸收，搭配小米，对滋养脾胃很有帮助。

做法

材料

山药...............150 克
小米...............100 克
红枣................30 克
枸杞...................5 克

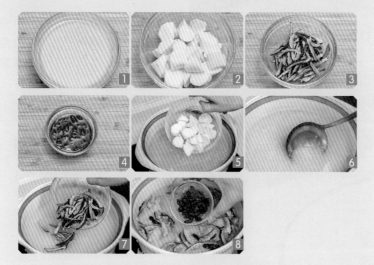

1. 小米洗净，在清水中浸泡 20 分钟。

2. 山药去皮后洗净，切成 2 厘米左右的滚刀块。

3. 红枣洗净后用温水泡软，去掉枣核，切成丝。

4. 枸杞洗净，在清水中浸泡 5 分钟。

5. 砂锅中加入约 1000 毫升清水，大火烧开后放入山药和小米。

6. 再次煮开后转小火熬煮约 30 分钟，用饭勺不时搅动，防止
   煳锅。

7. 放入红枣丝继续熬煮约 5 分钟。

8. 最后加入枸杞，熬煮约 2 分钟即可关火。

烹饪秘籍

1. 小米提前浸泡，熬好的粥会更加黏稠，口感会更好。

2. 大火煮开后转小火熬煮，粥中的营养物质会充分释放，味道也会更香哦。

营养贴士

小米和山药矿物质含量都比较丰富，而且都具有改善脾胃功能的作用，属于比较好的养脾胃的食物。

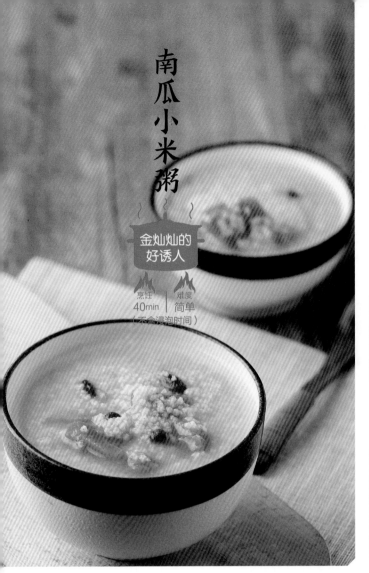

南瓜小米粥

金灿灿的好诱人

烹饪 40min（不含浸泡时间） | 难度 简单

金灿灿的颜色让这碗粥给人一种温暖的感觉，喝上一口更是暖暖的。南瓜和小米的搭配，就是这么棒！

材料

南瓜..............150 克
小米..............100 克
枸杞..................5 克

烹饪秘籍

如果想吃浓稠一些的粥，可以将南瓜提前蒸好压成泥，在最后的时候放入粥中搅拌均匀。

营养贴士

南瓜含有丰富的维生素，能够增强人体免疫力，经常食用有强身健体的功效。

做法

1. 小米洗净，提前在清水中浸泡 20 分钟。

2. 枸杞洗净，在清水中浸泡 5 分钟。

3. 南瓜洗净后去皮、瓤，切成 2 厘米左右的滚刀块。

4. 砂锅中加入约 1000 毫升清水，大火烧开后放入小米和南瓜块。

5. 再次烧开后转小火熬煮约 30 分钟，用饭勺不时搅动，防止煳锅。

6. 放入枸杞，继续熬煮约 2 分钟即可关火。

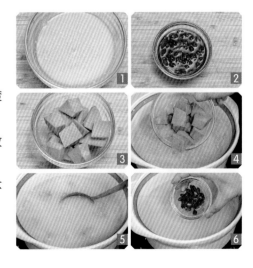

红薯本身的味道给粥带来了天然的甜味，加入了花生和黑芝麻让粥的口感更加丰富。

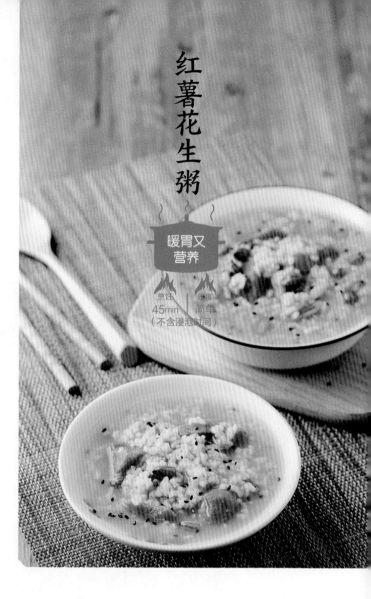

红薯花生粥

暖胃又营养

烹饪 45min
（不含浸泡时间）

难度 简单

材料

大米	100 克
红薯	150 克
花生	50 克
熟黑芝麻	1 克

烹饪秘籍

1. 花生浸泡时间略长一些，煮粥的时候比较容易软烂。

2. 如果喜欢吃带点脆口的花生，可以相应减少浸泡时间。

营养贴士

红薯含有丰富的维生素、矿物质和膳食纤维，能够为人体提供丰富的营养。花生蛋白质、维生素含量均比较高，对脾胃有一定的滋补作用。

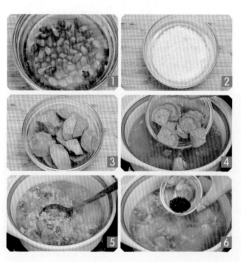

做法

1. 花生洗净，提前在清水中浸泡 3 小时。

2. 大米洗净，提前在清水中浸泡 30 分钟。

3. 红薯洗净去皮，切成 2 厘米左右的滚刀块。

4. 砂锅中加入约 1000 毫升清水，大火烧开后放入大米、花生和红薯块。

5. 再次烧开后转小火熬煮 40 分钟左右，用饭勺不时搅动，防止煳锅。

6. 锅中撒入熟黑芝麻后拌匀，盛出即可。

黑豆紫米粥

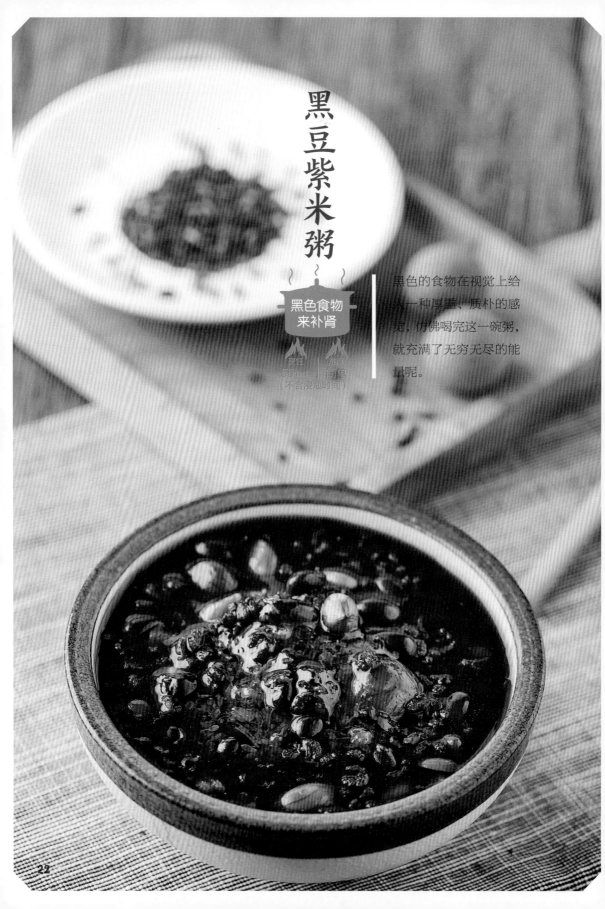

黑色食物来补肾

烹饪 55min（不含浸泡时间） | 难度 简单

黑色的食物在视觉上给人一种厚重、质朴的感觉，仿佛喝完这一碗粥，就充满了无穷无尽的能量呢。

做法

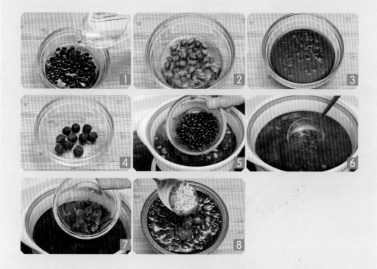

材料

紫米..............100 克
黑豆..................50 克
花生..................30 克
干桂圆.............30 克
桂花酱.............20 克

1. 黑豆洗净，提前在清水中浸泡 6~10 小时。

2. 花生洗净，提前在清水中浸泡 3 小时。

3. 紫米洗净，提前在清水中浸泡 1 小时。

4. 干桂圆剥皮后洗净，备用。

5. 砂锅中加入约 1000 毫升清水，大火烧开后放入黑豆、花生、紫米。

6. 再次煮开后转小火熬煮约 40 分钟，用饭勺不时搅动，防止糊锅。

7. 放入干桂圆，继续熬煮 10 分钟左右即可关火。

8. 将粥盛出后在表面淋上桂花酱即可。

营养贴士

黑豆富含花青素，这是一种天然的抗氧化剂，能够对人体的肾脏起到一定的保护作用，还可增强身体抵抗力。

烹饪秘籍

因黑豆不易煮烂，所以要多浸泡一段时间。如果不想浸泡很久，也可以选择用高压锅煮粥。

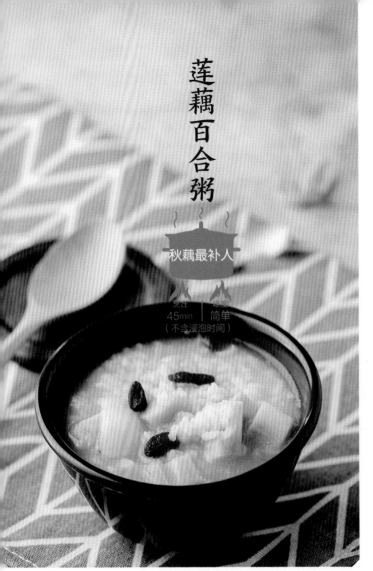

莲藕百合粥

秋藕最补人

烹饪
45min
（不含浸泡时间） | 难度
简单

带着微微甜味的脆爽莲藕，经过熬煮之后略微有点绵软。莲藕的营养价值很高，能够健脾开胃、滋补身体。

材料

莲藕...............150 克
鲜百合...........50 克
大米...............100 克
枸杞...................5 克

烹饪秘籍

如果没有鲜百合，可以用干百合替代，提前浸泡即可。

营养贴士

莲藕食用价值和药用价值都很高，含有多种维生素和矿物质，经常食用可让身体更加健康。

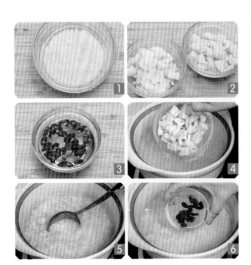

做法

1. 大米洗净，在清水中浸泡 30 分钟。

2. 鲜百合去头、去蒂，掰成片，清洗干净；莲藕洗净后去皮，切成 2 厘米见方的小块。

3. 枸杞洗净，在清水中浸泡 5 分钟。

4. 砂锅中加入约 1000 毫升清水，大火烧开后放入大米、百合和莲藕。

5. 再次煮开后转小火熬煮约 40 分钟，用饭勺不时搅动，防止煳锅。

6. 最后加入枸杞，熬煮 2 分钟左右即可关火。

南瓜和燕麦煮熟以后都有着软绵绵的口感。这款粥适合煮得浓稠一点，一大勺香甜软糯的粥入口，会让人很有满足感。

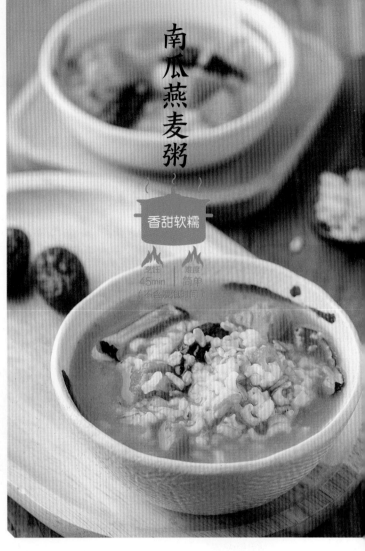

南瓜燕麦粥

香甜软糯

烹饪
45min
（不含浸泡时间）

难度
简单

烹饪秘籍

挑选红枣的时候，可以用手捏一下。优质的红枣比较有弹性，能够感觉到枣肉厚实，并且会有重量感。

营养贴士

燕麦富含膳食纤维，属于低热量食品，具有一定的减肥功效，尤其适合想要瘦身的人食用。

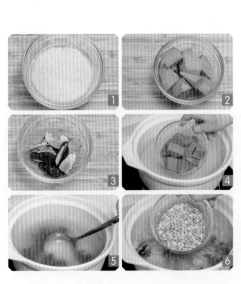

做法

1. 大米洗净，提前在清水中浸泡 30 分钟。

2. 南瓜洗净后去皮、去瓤，切成 2 厘米左右的滚刀块。

3. 红枣洗净后用温水泡软，去掉枣核，切成两半。

4. 砂锅中加入约 1000 毫升清水，大火烧开后放入大米和南瓜。

5. 再次煮开后转小火熬煮约 25 分钟，用饭勺不时搅动，防止煳锅。

6. 放入燕麦片和红枣，继续煮 15 分钟左右即可关火。

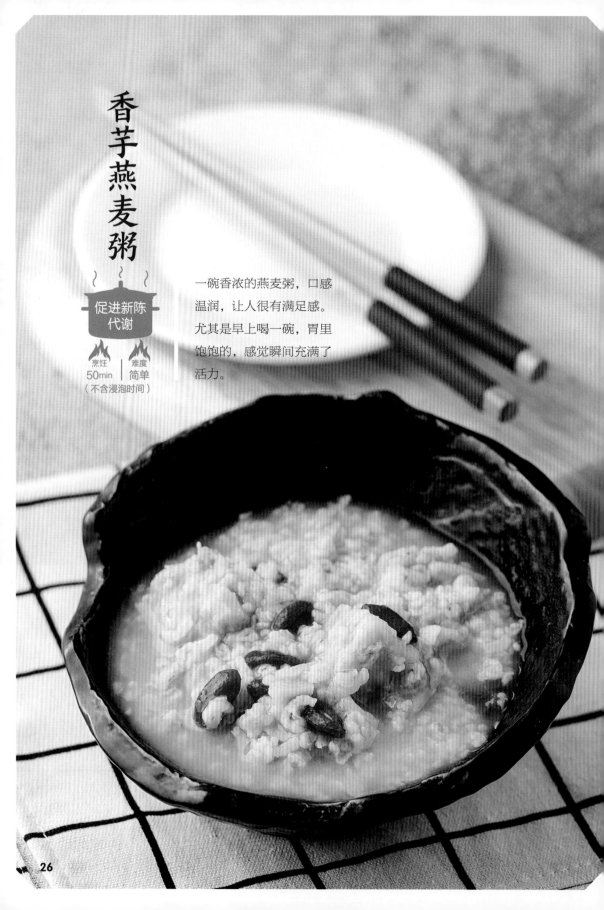

香芋燕麦粥

促进新陈
代谢

烹饪
50min
（不含浸泡时间）

难度
简单

一碗香浓的燕麦粥，口感温润，让人很有满足感。尤其是早上喝一碗，胃里饱饱的，感觉瞬间充满了活力。

🍳 做法

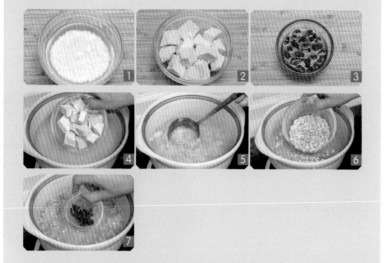

📋 材料

香芋...............150 克
燕麦片...........50 克
大米...............50 克
枸杞...................5 克

1. 大米洗净，提前在清水中浸泡 30 分钟。

2. 香芋去皮后洗净，切成 2 厘米左右的滚刀块。

3. 枸杞洗净，在清水中浸泡 5 分钟。

4. 砂锅中加入约 1000 毫升清水，大火烧开后放入香芋和大米。

5. 再次烧开后转小火熬煮约 25 分钟，用饭勺不时搅动，防止
   煳锅。

6. 放入燕麦片继续熬煮约 15 分钟。

7. 放入枸杞，继续熬煮 2 分钟左右即可关火。

营养贴士

香芋和燕麦富含膳食纤维，都属于低热量食物，能带给人饱腹感，适合需要控制进餐量的人群食用。

烹饪秘籍

1. 煮燕麦的时间不宜过久，否则会破坏其中的营养物质。

2. 这款粥中也可以加入适量牛奶，味道会更香浓。

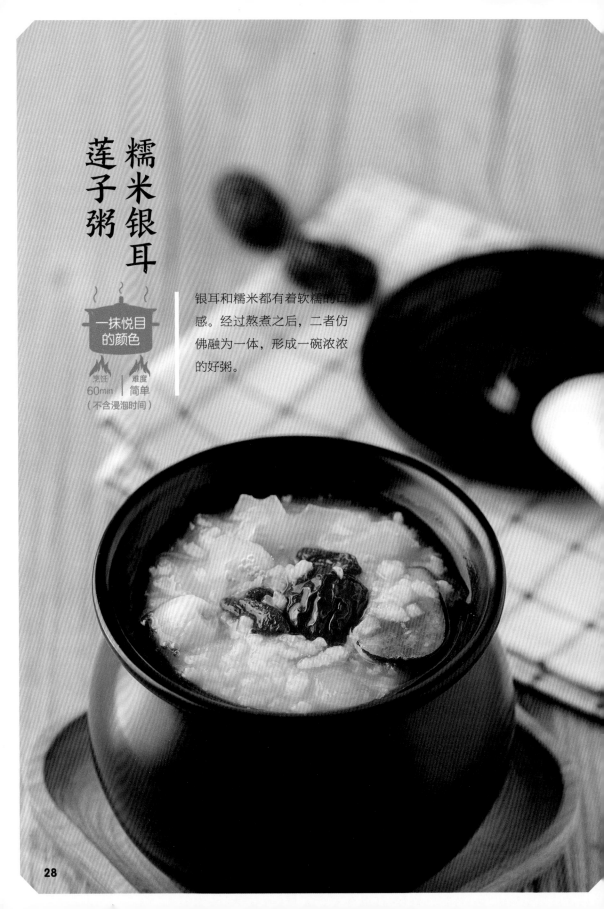

糯米银耳莲子粥

一抹悦目的颜色

烹饪 60min（不含浸泡时间）　难度 简单

银耳和糯米都有着软糯的口感。经过熬煮之后，二者仿佛融为一体，形成一碗浓浓的好粥。

做法

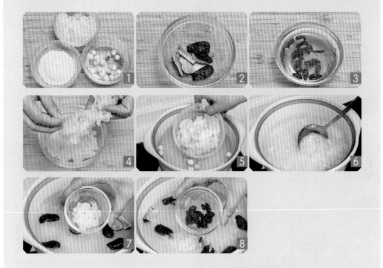

材料

糯米..................80 克
银耳..................半朵
莲子..................20 克
红枣..................20 克
枸杞....................5 克
冰糖..................50 克

1. 糯米、银耳、莲子分别洗净，各自提前在清水中浸泡 3 小时。

2. 红枣洗净，在温水中泡软，去掉枣核，切成两半。

3. 枸杞洗净，在清水中浸泡 5 分钟。

4. 将泡好的银耳撕成小朵，再次清洗干净。

5. 砂锅中加入约 1200 毫升清水，大火烧开后放入糯米、莲子和银耳。

6. 再次烧开后转小火熬煮约 50 分钟，用饭勺不时搅动，防止煳锅。

7. 放入红枣和冰糖，熬煮 5 分钟左右。

8. 放入枸杞，继续熬煮 2 分钟左右即可关火。

烹饪秘籍

1. 银耳泡发最好使用凉水，用热水泡发的话容易导致银耳的营养流失。

2. 银耳泡发后撕得尽量碎一些，这样可以缩短熬煮时间，并且出胶快，煮好后胶质多。

营养贴士

银耳含有丰富的蛋白质和多种氨基酸，能够滋阴润肺，增强人体免疫力；糯米为温补食品，有健脾养胃的功效。

燕麦糙米粥

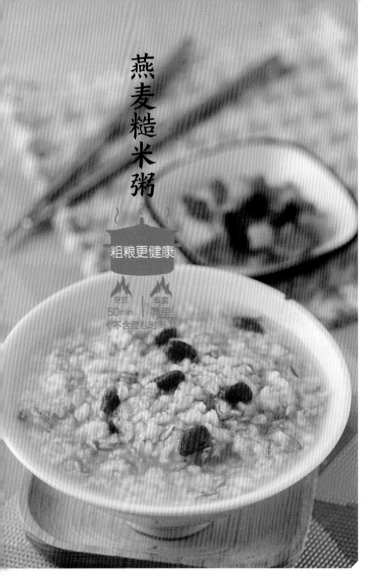

粗粮更健康

烹饪
50min
（不含浸泡时间）

难度
简单

糙米虽然有营养，但是很多人不喜欢糙米的口感，与口感顺滑的燕麦一同烹制，就很容易被人接受啦。

材料

大米	30 克
糙米	50 克
燕麦片	50 克
枸杞	5 克

烹饪秘籍

糙米质地紧密，如果想要口感更软的话，可以使用高压锅来熬煮。

营养贴士

糙米营养成分保留得比较完整，营养价值比较高，能够提高机体免疫力，促进血液循环，使人充满活力。

做法

1. 大米、糙米分别洗净，提前在清水中浸泡 30 分钟。

2. 枸杞洗净，在清水中浸泡 5 分钟。

3. 砂锅中加入约 1000 毫升清水，大火烧开后放入泡好的糙米和大米。

4. 再次烧开后转小火熬煮约 30 分钟，用饭勺不时搅动，防止煳锅。

5. 放入燕麦片继续熬煮约 15 分钟。

6. 放入枸杞，继续熬煮 2 分钟左右即可关火。

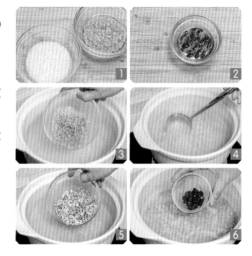

奶香味十足的一款粥，煮好后的燕麦口感顺滑，跟牛奶搭配起来很不错哦。

花生牛奶燕麦粥

香醇营养

烹饪 50min（不含浸泡时间） | 难度 简单

材料

燕麦	100 克
花生	50 克
牛奶	200 毫升
冰糖	30 克
熟黑芝麻	1 克

烹饪秘籍

燕麦片可以选择快煮燕麦片，这样可以缩短熬粥时间。

营养贴士

牛奶富含蛋白质和多种矿物质，是人体中钙的重要来源。在粥中加入一些牛奶，可以为身体提供更加全面的营养物质。

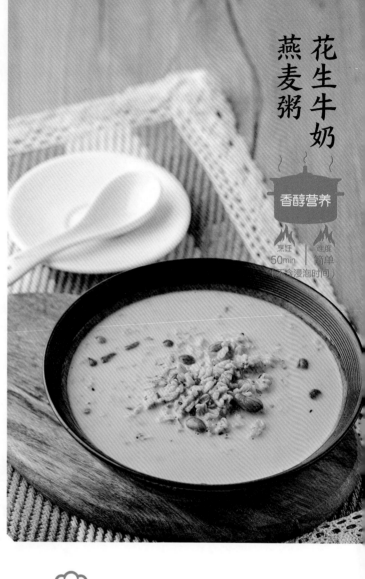

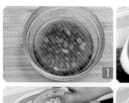
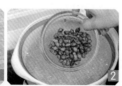
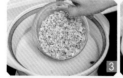
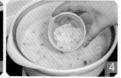
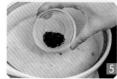

做法

1. 花生洗净，提前在清水中浸泡 3 小时。

2. 砂锅中加入约 800 毫升清水，大火烧开后放入泡好的花生，再次烧开后转小火熬煮 20 分钟。

3. 放入燕麦片和牛奶继续熬煮 15 分钟，用饭勺不时搅动，防止煳锅。

4. 放入冰糖，继续熬煮 5 分钟左右至冰糖化开即可关火。

5. 锅中再加入熟芝麻搅拌均匀，盛出即可。

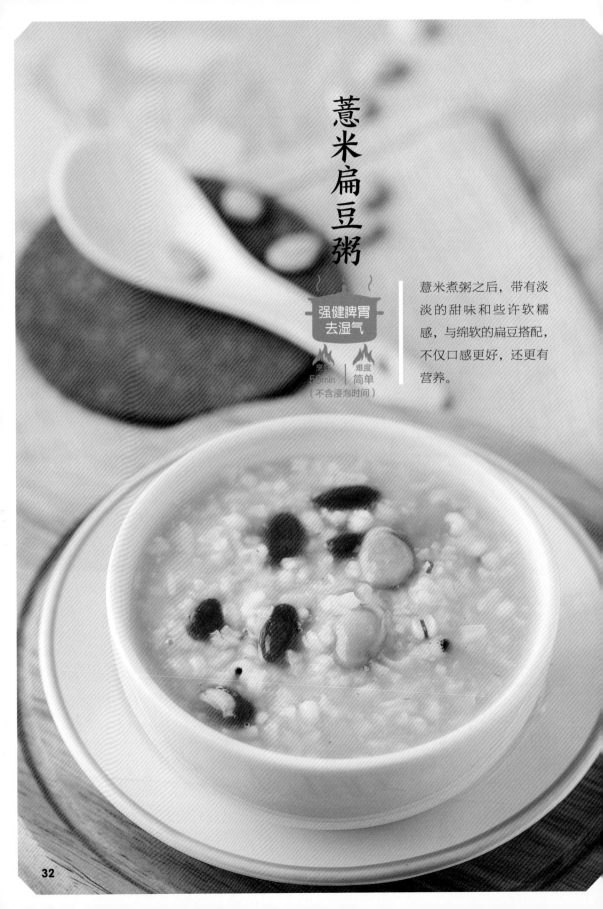

薏米扁豆粥

强健脾胃去湿气

烹饪 50min
（不含浸泡时间）

难度 简单

薏米煮粥之后，带有淡淡的甜味和些许软糯感，与绵软的扁豆搭配，不仅口感更好，还更有营养。

🍳 做法

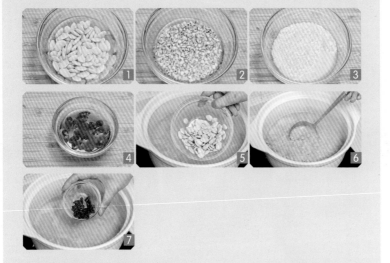

🍚 材料

薏米................50 克
扁豆................50 克
大米................70 克
枸杞................5 克

1. 扁豆洗净，提前在清水中浸泡 5 小时。

2. 薏米洗净，提前在清水中浸泡 4 小时。

3. 大米洗净，提前在清水中浸泡 30 分钟。

4. 枸杞洗净，提前在清水中浸泡 5 分钟。

5. 砂锅中加入约 1000 毫升清水，大火烧开后放入泡好的薏米、扁豆和大米。

6. 再次烧开后转小火熬煮约 40 分钟，用饭勺不时搅动，防止糊锅。

7. 放入枸杞，继续熬煮 2 分钟左右即可关火。

烹饪秘籍　薏米浸泡时间不要过久，以免造成其中的营养素流失。

营养贴士

扁豆富含蛋白质和维生素，有健脾功效。薏米营养丰富，易于消化吸收，有温和的滋补作用，并能去湿利水。

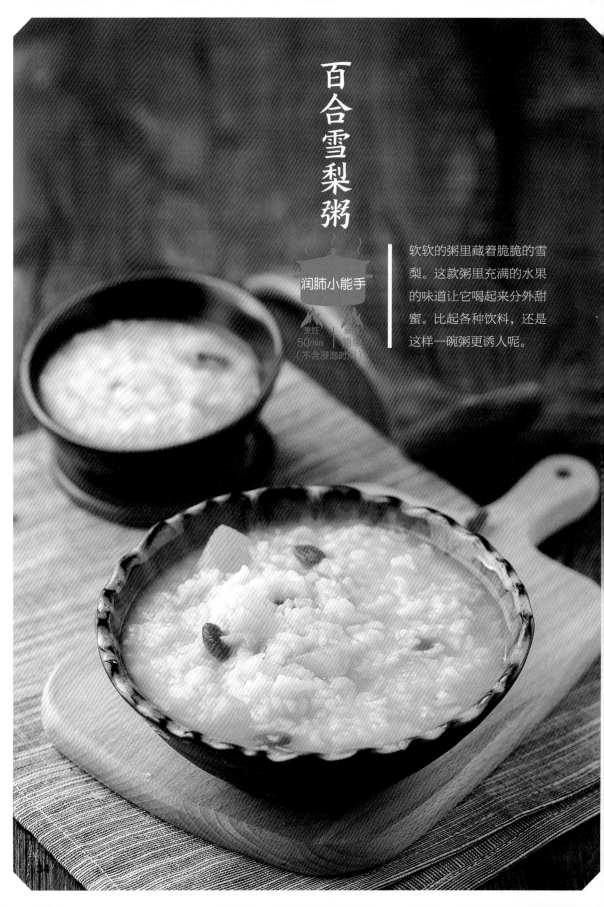

百合雪梨粥

润肺小能手

烹饪
50min
（不含浸泡时间）

难度
简单

软软的粥里藏着脆脆的雪梨。这款粥里充满的水果的味道让它喝起来分外甜蜜。比起各种饮料，还是这样一碗粥更诱人呢。

做法

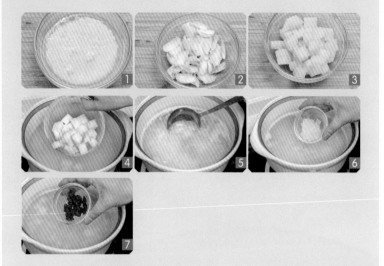

1. 大米洗净，在清水中浸泡30分钟。

2. 鲜百合去头、蒂，掰成片，清洗干净。

3. 雪梨洗净后去皮、核，切成2厘米见方的小块。枸杞洗净，在清水中浸泡5分钟。

4. 砂锅中加入约1000毫升清水，大火烧开后放入大米、雪梨块和百合片。

5. 继续煮开后转小火熬煮40分钟，用饭勺不时搅动，防止煳锅。

6. 加入冰糖，继续熬煮5分钟左右，搅拌至冰糖化开。

7. 最后加入枸杞，熬煮2分钟左右即可关火。

材料

鲜百合..............50克
雪梨...............150克
大米...............100克
枸杞..................5克
冰糖................40克

营养贴士

雪梨和百合均富含矿物质和膳食纤维。雪梨有解燥的功效，百合则有润肺清凉的功效，二者搭配，不仅口感软糯，味道甘甜，还能清肺润燥，很适合秋季食用。

小知识 挑选大米的时候可以抓一把大米再放开，若手中没有糠粉，说明是新鲜的大米。

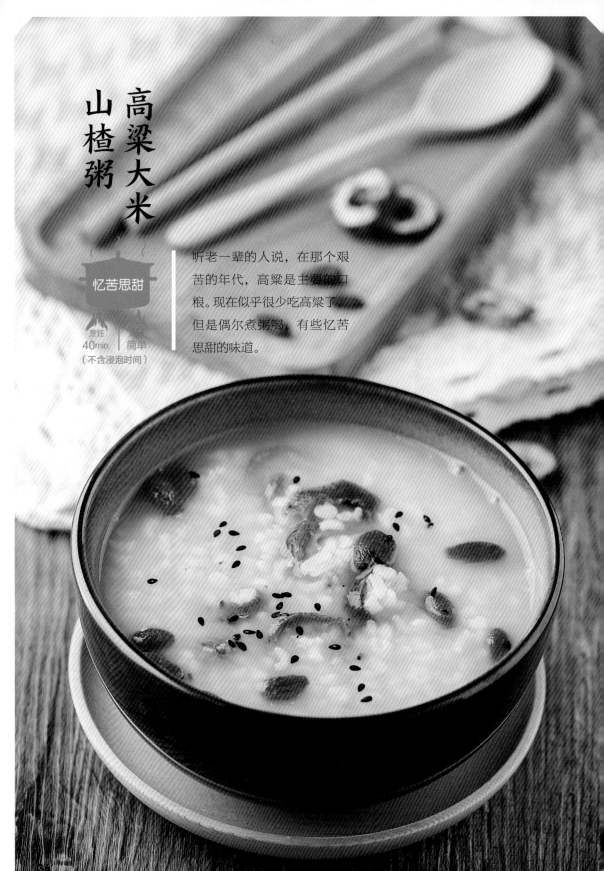

高粱大米
山楂粥

烹饪
40min
（不含浸泡时间）

简单

听老一辈的人说，在那个艰苦的年代，高粱是主要的口粮。现在似乎很少吃高粱了，但是偶尔煮粥喝，有些忆苦思甜的味道。

做法

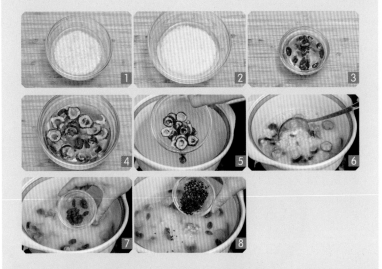

材料

高粱..................70 克
大米..................50 克
山楂干..............20 克
枸杞..................5 克
熟黑芝麻..........5 克

1. 高粱洗净，提前在清水中浸泡 3 小时。

2. 大米洗净，提前在清水中浸泡 30 分钟。

3. 枸杞洗净，在清水中浸泡 5 分钟。

4. 山楂干洗净，在清水中浸泡 5 分钟。

5. 砂锅中加入约 1000 毫升清水，大火烧开后放入高粱、大米和山楂干。

6. 再次烧开后转小火熬煮约 35 分钟，用饭勺不时搅动，防止糊锅。

7. 放入枸杞，继续熬煮 2 分钟左右即可关火。

8. 锅中再加入熟芝麻搅拌均匀，盛出即可。

烹饪秘籍

1. 因高粱质地较硬，比较难熟，所以要提前浸泡。

2. 如果想减少熬煮时间，可以选择用高压锅来熬煮。

营养贴士

高粱含有蛋白质和多种维生素，食疗价值比较高，具有健脾养胃的功效。山楂也有健胃消食的作用，与高粱搭配，既能养胃又能助消化。

鲜香排骨粥

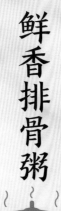

鲜香肉滋味

烹饪	难度
90min	中级

（不含浸泡、腌制时间）

排骨的加入，让这碗粥喝起来粥稠肉香，味道鲜浓。颗颗米粒仿佛都吸足了排骨的香气，味道十足。

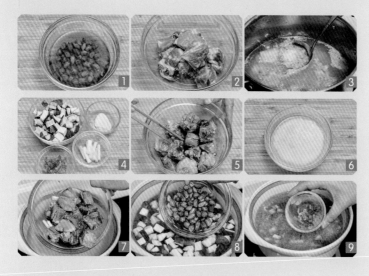

做法

材料

猪肋排...........150 克
大米.............100 克
鲜香菇............3 个
花生.............30 克

调料

盐.................2 克
料酒.............2 茶匙
生抽.............2 茶匙
蚝油.............2 茶匙
八角.............2 个
茴香.............2 克
白胡椒粉.............1 克
香葱.............1 棵
生姜.............10 克

1. 花生洗净，提前在清水中浸泡 3 小时。

2. 猪肋排洗净，控干水后剁成约 4 厘米长的段。

3. 锅中放入猪肋排，加入没过食材的凉水，煮开后撇去表面的浮沫。将猪肋排捞出，再次清洗干净。

4. 香葱洗净，葱白切成段，葱叶切成葱花；生姜洗净，去皮，切成薄片；鲜香菇洗净，去蒂，切成小块。

5. 猪肋排放入大碗中，加入葱白段、姜片、料酒、生抽、八角、茴香、蚝油，腌制 30 分钟。

6. 大米洗净，提前在清水中浸泡 30 分钟。

7. 砂锅中加入约 1100 毫升清水，大火烧开后放入猪肋排，再次烧开后转小火煮约 30 分钟。

8. 放入香菇块、花生和大米，烧开后转小火煮约 20 分钟，用饭勺不时搅动，防止煳锅。

9. 最后加入盐和白胡椒粉调味，撒上葱花即可关火。

烹饪秘籍

1. 如果能接受香菜的味道，可以将葱花换成香菜。

2. 粥中也可以加入香芋、白萝卜等其他自己喜欢的配料。

营养贴士

排骨富含蛋白质和钙，对身体有很好的滋补作用，能够增强体质、提高机体免疫力。

培根玉米粥

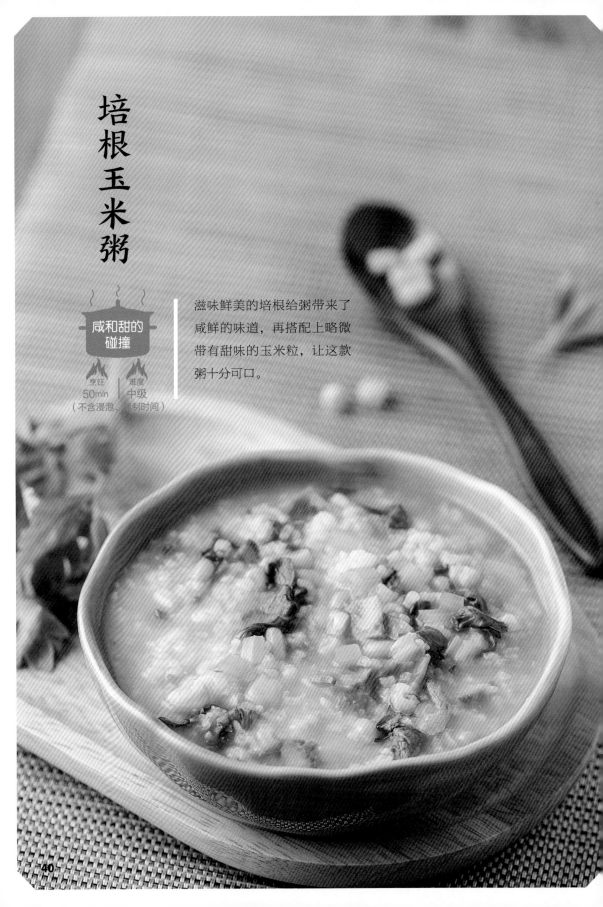

咸和甜的碰撞

烹饪 **50min**
（不含浸泡、腌制时间）

难度 **中级**

滋味鲜美的培根给粥带来了咸鲜的味道，再搭配上略微带有甜味的玉米粒，让这款粥十分可口。

做法

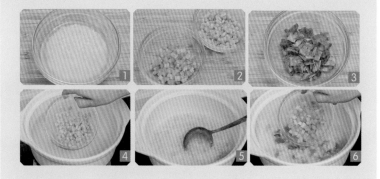

材料

培根..............100 克
大米................80 克
玉米粒............50 克
芹菜................50 克
植物油...........1 茶匙
盐......................2 克

1. 大米洗净，提前在清水中浸泡 30 分钟。

2. 芹菜择去叶子后洗净，切成 0.7 厘米见方的丁；玉米粒洗净，控干水，备用。

3. 不粘锅中刷一层油，小火将培根煎熟，取出晾凉后切成 1 厘米见方的片。

4. 砂锅中加入约 1000 毫升清水，大火烧开后放入玉米粒和大米。

5. 再次煮开后转小火熬煮约 35 分钟，用饭勺不时搅动，防止糊锅。

6. 放入培根片、芹菜丁和盐，继续熬煮 5 分钟左右即可关火。

烹饪秘籍

芹菜叶的营养更丰富，如果能够接受芹菜叶的味道的话，可以在最后往粥里放点芹菜叶稍煮。

营养贴士

培根含有动物蛋白质、脂肪和维生素，能够为人体补充能量；芹菜含铁量较高，补铁的同时还有明显的降压作用。

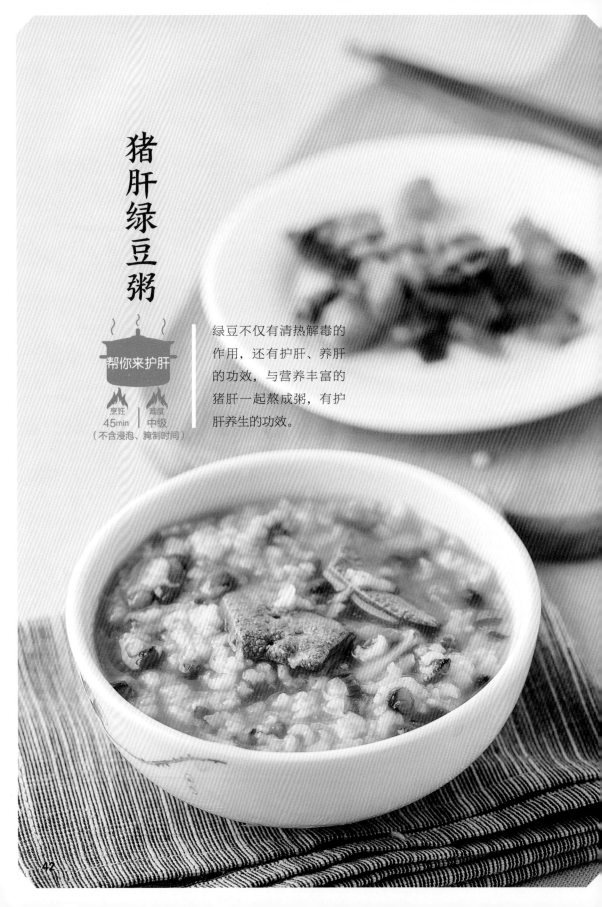

猪肝绿豆粥

帮你来护肝

烹饪 45min
难度 中级
（不含浸泡、腌制时间）

绿豆不仅有清热解毒的作用，还有护肝、养肝的功效，与营养丰富的猪肝一起熬成粥，有护肝养生的功效。

做法

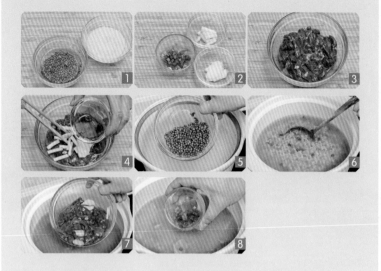

材料

猪肝.............100 克
绿豆.............50 克
大米.............100 克

调料

盐.....................2 克
生姜.............10 克
料酒.............2 茶匙
香葱.............1 棵

1. 大米、绿豆均洗净，提前在清水中浸泡 30 分钟。

2. 生姜洗净，去皮，切成片；香葱洗净，将葱白切成段，葱叶切成葱花。

3. 猪肝清洗干净，切成厚 0.5 厘米的片，在清水中反复清洗至无血水。

4. 处理好的猪肝放入大碗中，加入姜片、料酒、葱白段腌制 20 分钟左右。

5. 砂锅中加入约 1000 毫升清水，大火烧开后放入泡好的大米和绿豆。

6. 再次煮开后转小火熬煮约 30 分钟，用饭勺不时搅动，防止煳锅。

7. 加入腌制好的猪肝，继续熬煮 10 分钟左右。

8. 出锅前撒上盐和葱花，搅匀即可关火。

营养贴士

绿豆蛋白质、维生素和无机盐的含量均比较高，在增强食欲、保护肝肾、清热解毒等方面均有一定的功效。

烹饪秘籍

因猪肝有腥味，所以一定要提前处理好。如果时间充足，也可以将猪肝在清水中浸泡 1~2 小时，以去除残血。

滑蛋牛肉粥

烹饪
50min
（不含浸泡、腌制时间）

难度
中级

牛肉带来满满的能量，鸡蛋和香菇让这道粥的滋味更鲜美，再加上食材营养丰富，让这道粥更受欢迎。

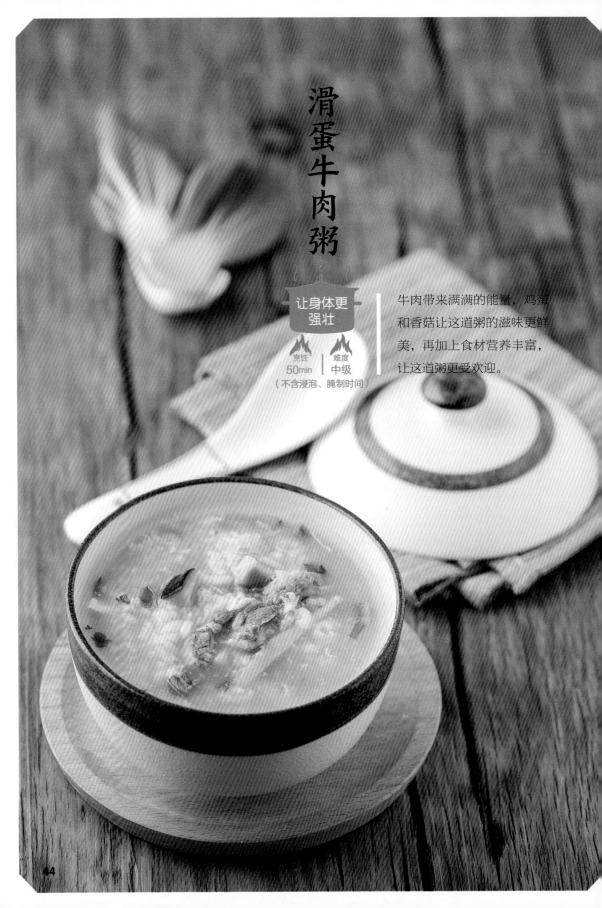

材料		调料			
牛肉	80克	盐	2克	淀粉	5克
大米	100克	生抽	2茶匙	香葱	1棵
鸡蛋	1个	料酒	2茶匙	生姜	10克
鲜香菇	2个				
油菜	50克				

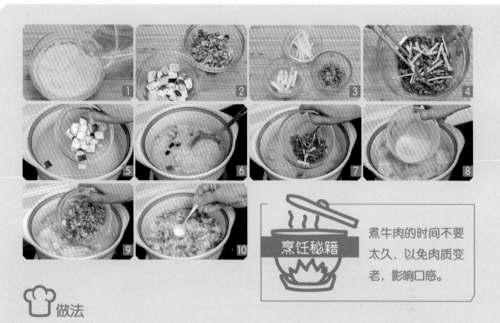

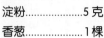

煮牛肉的时间不要太久，以免肉质变老，影响口感。

做法

1. 大米洗净，提前在清水中浸泡30分钟。

2. 鲜香菇洗净，去蒂，切成1厘米见方的丁；油菜洗净，切成油菜碎。

3. 香葱洗净后将葱白切成段，葱叶切成葱花；生姜洗净，去皮，切成姜丝。

4. 牛肉洗净后切成4厘米长的牛肉丝，放入大碗中，加入葱白段、姜丝、料酒、生抽、淀粉抓匀，腌制20分钟。

5. 砂锅中加入约1100毫升清水，大火烧开后放入香菇和大米。

6. 再次烧开后转小火熬煮约40分钟，用饭勺不时搅动，防止煳锅。

7. 放入腌制好的牛肉丝，煮至牛肉变白。

8. 鸡蛋在碗中打散，淋在粥表面，用筷子轻轻搅散。

9. 加入油菜碎，搅拌均匀至断生。

10. 最后放入盐和葱花，搅匀后即可关火。

营养贴士　　牛肉富含多种氨基酸和矿物质，有较强的健身作用，能够让身体更加强壮。

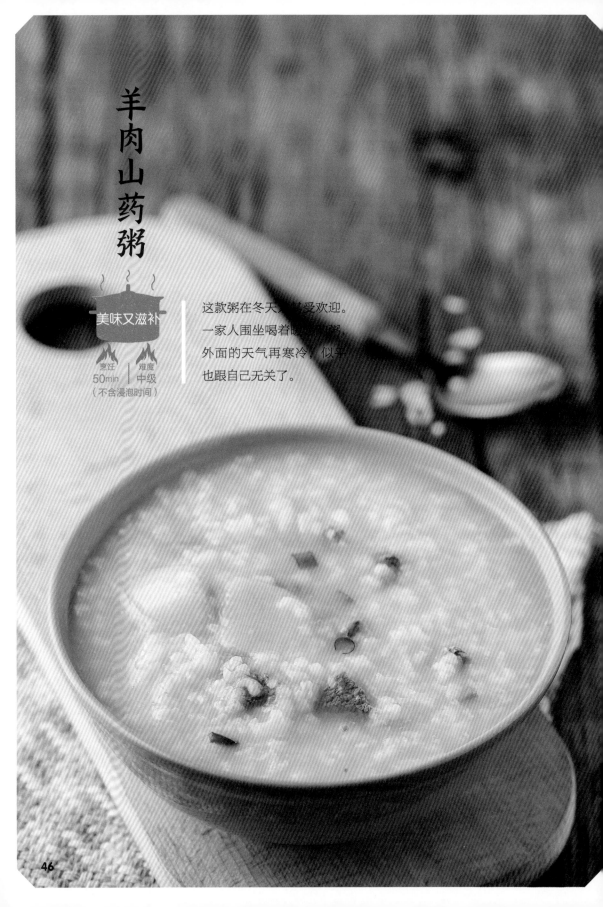

羊肉山药粥

美味又滋补

烹饪
50min
（不含浸泡时间）

难度
中级

这款粥在冬天里很受欢迎。一家人围坐喝着暖暖的粥，外面的天气再寒冷，似乎也跟自己无关了。

做法

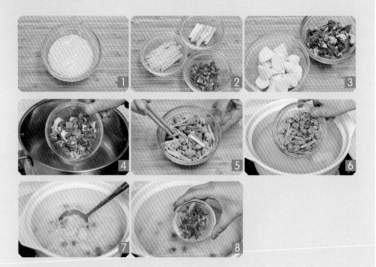

材料

羊肉................100 克
山药................100 克
大米................100 克

调料

盐......................2 克
生抽................2 茶匙
料酒................2 茶匙
生姜................15 克
香葱................1 棵

1. 大米洗净，提前在清水中浸泡 30 分钟。

2. 生姜洗净，去皮，切成姜丝；香葱洗净，将葱白切成段，葱叶切成葱花。

3. 羊肉洗净，切成 1 厘米见方的肉丁；山药去皮，洗净，切成 2 厘米左右的滚刀块。

4. 锅中放入羊肉丁，加入没过食材的凉水，煮开后撇去表面的浮沫，将羊肉丁捞出，再次清洗干净。

5. 将羊肉丁放入大碗中，加入料酒、生抽、葱白段、姜丝抓匀，腌制 30 分钟。

6. 砂锅中加入约 1000 毫升清水，大火烧开，放入山药、羊肉丁和大米。

7. 再次烧开后转小火熬煮约 40 分钟，用饭勺不时搅动，防止煳锅。

8. 最后加入盐和葱花，搅匀后即可关火。

烹饪秘籍

这款粥里的羊肉也可以切成薄片，提前爆炒一下，在粥快熬好的时候加入。

营养贴士

山药含有丰富的营养物质，几乎不含脂肪，对增强体质、提高身体抵抗力有很大帮助。

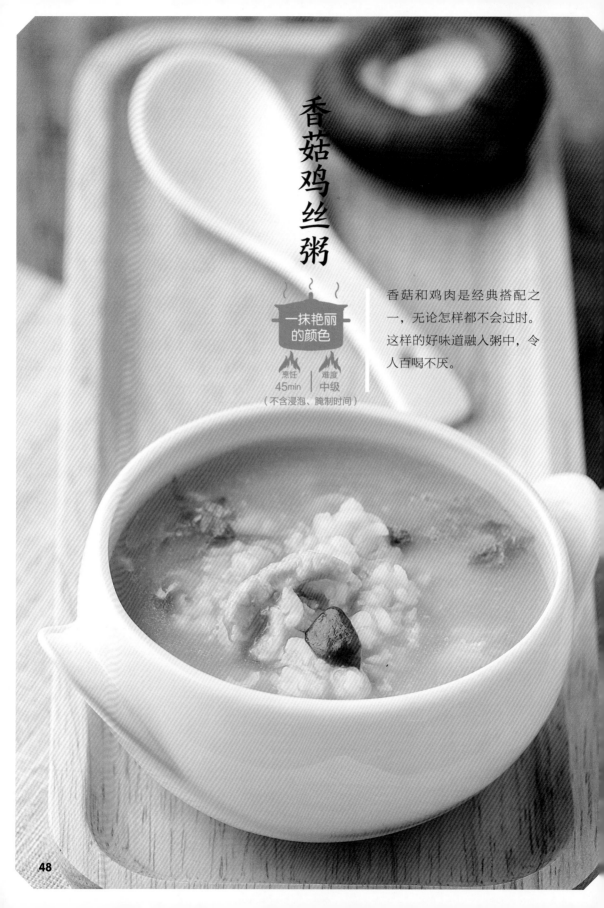

香菇鸡丝粥

一抹艳丽
的颜色

烹饪
45min

难度
中级

（不含浸泡、腌制时间）

香菇和鸡肉是经典搭配之一，无论怎样都不会过时。这样的好味道融入粥中，令人百喝不厌。

做法

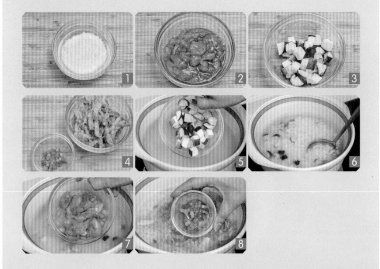

材料

鸡胸肉...........100 克
鲜香菇..............3 个
生菜..............100 克
大米..............80 克

调料

盐....................2 克
生抽..............2 茶匙
料酒..............2 茶匙
淀粉..................5 克
白胡椒粉..........1 克
香葱..................1 根

1. 大米洗净，提前在清水中浸泡 30 分钟。

2. 鸡胸肉洗净，切成 4 厘米长的肉丝，放入容器中，加入料酒、淀粉、生抽抓匀，腌制 15 分钟左右。

3. 鲜香菇洗净，去蒂，切成 1 厘米见方的丁。

4. 香葱洗净，取葱叶，切成葱花；生菜洗净，控干水，切成丝。

5. 砂锅中加入约 1000 毫升清水，大火烧开后放入大米和香菇丁。

6. 再次煮开后转小火熬煮约 30 分钟，用饭勺不时搅动，防止煳锅。

7. 放入鸡肉丝搅匀，继续小火熬煮约 10 分钟。

8. 放入盐、白胡椒粉调味，最后放入生菜丝，撒上葱花即可关火。

营养贴士

香菇蛋白质、维生素和矿物质含量都比较丰富，营养价值很高，能够提高机体免疫力。鸡肉容易消化，富含的蛋白质也比较容易被人体吸收利用，能够滋补身体，增强体质。

烹饪秘籍

鲜香菇不宜过度清洗和浸泡，否则其中的很多营养物质会流失掉。

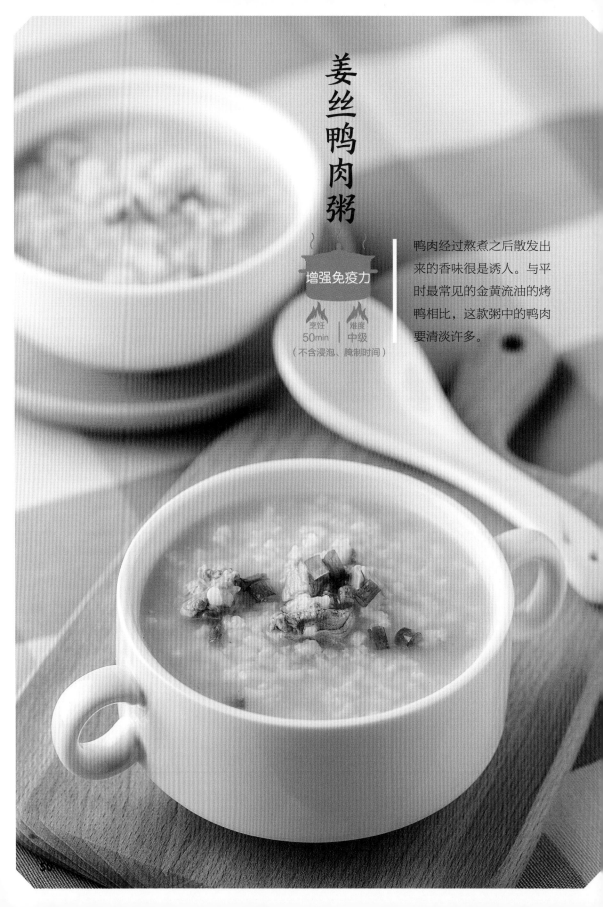

姜丝鸭肉粥

增强免疫力

烹饪
50min
（不含漫泡、腌制时间）

难度
中级

鸭肉经过熬煮之后散发出来的香味很是诱人。与平时最常见的金黄流油的烤鸭相比，这款粥中的鸭肉要清淡许多。

做法

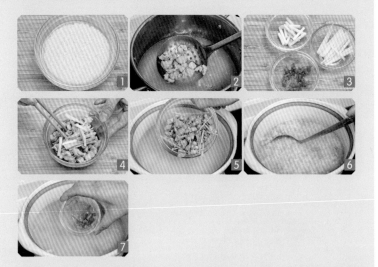

材料

鸭腿肉............100 克
大米..............100 克

调料

盐.......................2 克
生抽................2 茶匙
料酒................2 茶匙
香葱...................1 棵
生姜................20 克

1. 大米洗净，提前在清水中浸泡 30 分钟。

2. 鸭腿肉洗净，切成 1 厘米见方的肉丁。锅中放入鸭肉丁，加入没过食材的凉水，煮开后撇去表面的浮沫，将鸭肉丁捞出，再次清洗干净。

3. 生姜洗净，去皮，切成姜丝；香葱洗净，将葱白切成段，葱叶切成葱花。

4. 将鸭肉丁放入大碗中，加入料酒、生抽、葱白段和一半的姜丝抓匀，腌制 20 分钟。

5. 砂锅中加入约 1000 毫升清水，大火烧开后放入剩余的姜丝、腌制好的鸭肉丁和泡好的大米。

6. 再次烧开后转小火熬煮约 40 分钟，用饭勺不时搅动，防止糊锅。

7. 最后加入盐和葱花，搅匀后即可关火。

烹饪秘籍 鸭肉切成丝或者丁都可以，可根据自己的喜好来。

营养贴士

鸭肉蛋白质含量较高，脂肪含量适中，且易于消化吸收，有滋阴润肺、增强体质的功效。

生滚鱼片粥

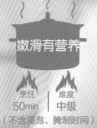

嫩滑有营养

烹饪 50min

难度 中级

（不含浸泡、腌制时间）

鲜嫩的鱼肉似乎入口即化。
口中充满了鲜美的滋味和嫩
滑的口感，忍不住比平时多
喝一碗，就这样任性地给身
体充充电吧。

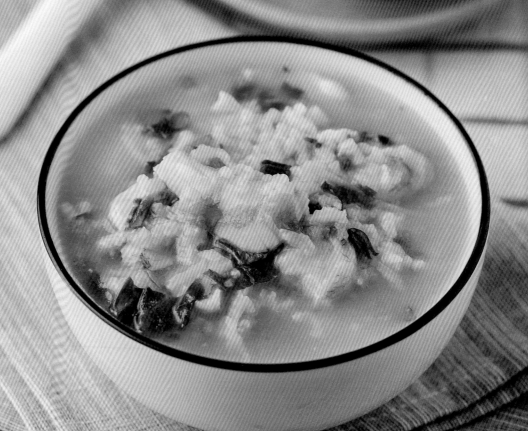

做法

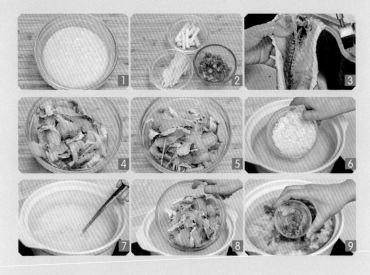

材料

草鱼.....................1 条
生菜..............100 克
大米...............100 克

调料

盐.......................2 克
芝麻油.........1/2 茶匙
香葱..................1 棵
生姜..................15 克
蚝油...............1 茶匙
生抽...............2 茶匙
料酒...............2 茶匙
淀粉....................5 克

1. 大米洗净，提前在清水中浸泡 30 分钟。

2. 香葱洗净，将葱白切成小段，葱叶切成葱花；生姜洗净，去皮后切成丝。

3. 草鱼去鳞、鳃，剁掉鱼头，除去内脏、腹部黑膜、鱼皮外膜和腥线，清洗干净。

4. 将鱼肉沿着鱼骨剔下来，切成厚约 0.5 厘米的片。

5. 将鱼片放入大碗中，加入葱白段、姜丝、蚝油、生抽、料酒和淀粉，抓匀后腌制 15 分钟。生菜清洗干净，放入开水中焯烫一下捞出，切成 4 厘米长的丝。

6. 砂锅中加入约 1000 毫升清水，大火烧开后放入泡好的大米。

7. 再次煮开后转小火熬煮约 40 分钟，用饭勺不时搅动，防止煳锅。

8. 加入腌制好的鱼片继续熬煮 5 分钟左右。

9. 加入生菜丝、葱花、盐和芝麻油搅匀，即可关火。

烹饪秘籍　焯生菜的时候在水中放一点点油和盐，可以让生菜的颜色保持翠绿。

营养贴士

草鱼肉质鲜嫩，易于消化，其所富含的不饱和脂肪酸和硒元素，有助于保护人体的心血管系统，滋养身体。

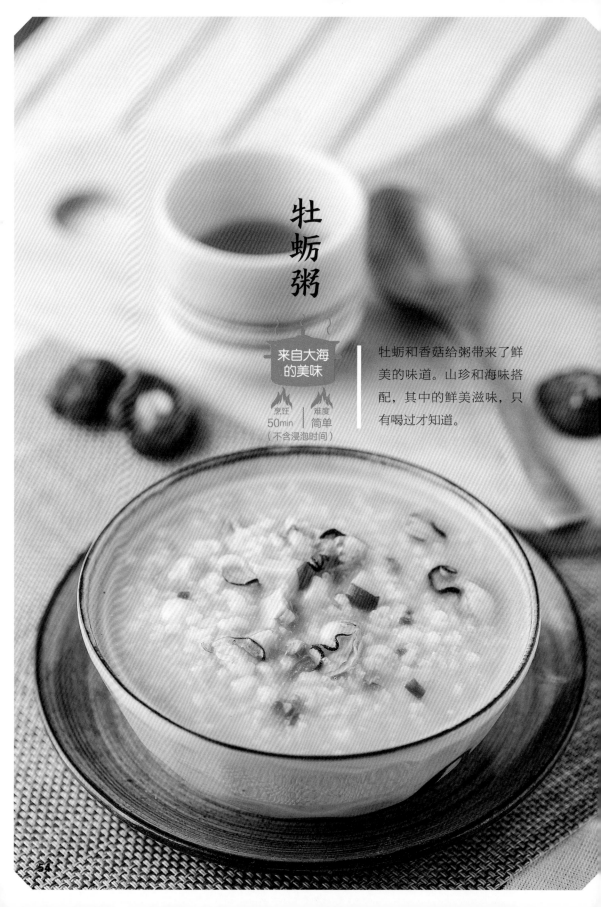

牡蛎粥

来自大海的美味

烹饪
50min
（不含浸泡时间）

难度
简单

牡蛎和香菇给粥带来了鲜美的味道。山珍和海味搭配，其中的鲜美滋味，只有喝过才知道。

做法

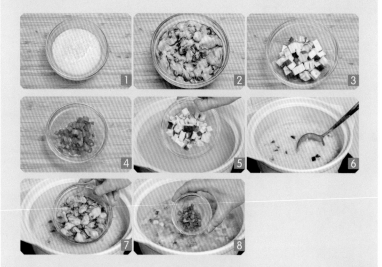

材料

牡蛎.............. 500 克
大米.............. 100 克
鲜香菇.............. 2 个

调料

香葱.................. 1 棵
盐...................... 2 克

1. 大米洗净，提前在清水中浸泡 30 分钟。

2. 牡蛎用清水清洗干净，撬开后将牡蛎肉取出，再次清洗干净。

3. 鲜香菇洗净，去蒂，切成 1 厘米见方的丁。

4. 香葱洗净，取葱叶切成葱花。

5. 砂锅中加入约 1000 毫升清水，大火烧开后放入大米和香菇丁。

6. 再次烧开后转小火熬煮约 35 分钟，用饭勺不时搅动，防止煳锅。

7. 放入牡蛎肉，小火熬煮约 5 分钟至牡蛎熟透。

8. 最后加入盐和葱花，搅匀后即可关火。

营养贴士

牡蛎被称为"海里的牛奶"，其蛋白质、维生素和矿物质含量都很高，脂肪含量低，具有很高的营养价值。对于想要控制体重的人来说是个不错的选择。

烹饪秘籍

如果喜欢吃肉的话，粥中也可以放入一点猪肉末，味道更好哦。

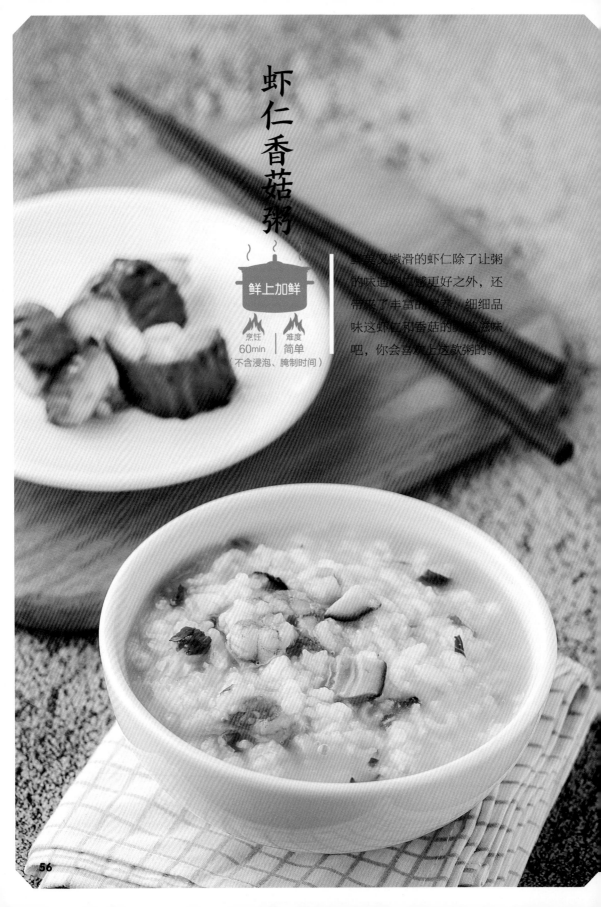

虾仁香菇粥

鲜上加鲜

烹饪 60min | 难度 简单

（不含浸泡、腌制时间）

鲜美又嫩滑的虾仁除了让粥的味道和口感更好之外，还带来了丰富的营养。细细品味这虾仁和香菇的鲜美滋味吧，你会喜欢上这款粥的。

材料		调料			
鲜虾	150 克	盐	2 克	香葱	1 棵
鲜香菇	3 个	料酒	2 茶匙	生姜	10 克
油菜	1 棵	淀粉	5 克		
大米	100 克				

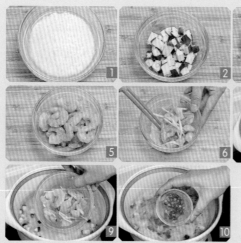
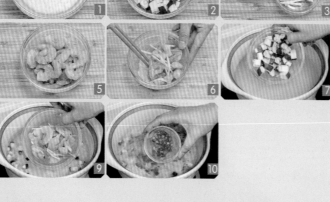

1. 菜可以替换成其他自己喜欢吃的青菜。
2. 要用新鲜的虾来制作，这样味道会更鲜美。

烹饪秘籍

做法

1. 大米洗净，提前在清水中浸泡 30 分钟。

2. 鲜香菇洗净去蒂，切成 1 厘米见方的丁。

3. 香葱洗净后取葱叶切成葱花；生姜洗净去皮，切成姜丝。

4. 油菜去掉根部，将叶子掰下清洗干净，放入开水锅中焯烫一下即捞出，切成 1 厘米长的小段。

5. 鲜虾洗净后去头、壳，在背部划开一刀，用牙签挑出虾线。

6. 将虾仁放在容器中，加入姜丝、料酒、淀粉，用手抓匀后腌制 20 分钟。

7. 砂锅中加入约 1000 毫升清水，大火烧开后放入大米和香菇丁。

8. 再次烧开后转小火熬煮约 40 分钟，用饭勺不时搅动，防止煳锅。

9. 将腌制好的虾仁放入粥中，熬煮约 5 分钟至虾仁熟透。

10. 最后加入盐、油菜碎和葱花，搅匀即可关火。

营养贴士　虾仁含有丰富的蛋白质、矿物质和维生素，能够增强身体抵抗力。香菇素有"山珍之王"的美誉，其蛋白质含量很高，对增强体质很有帮助。

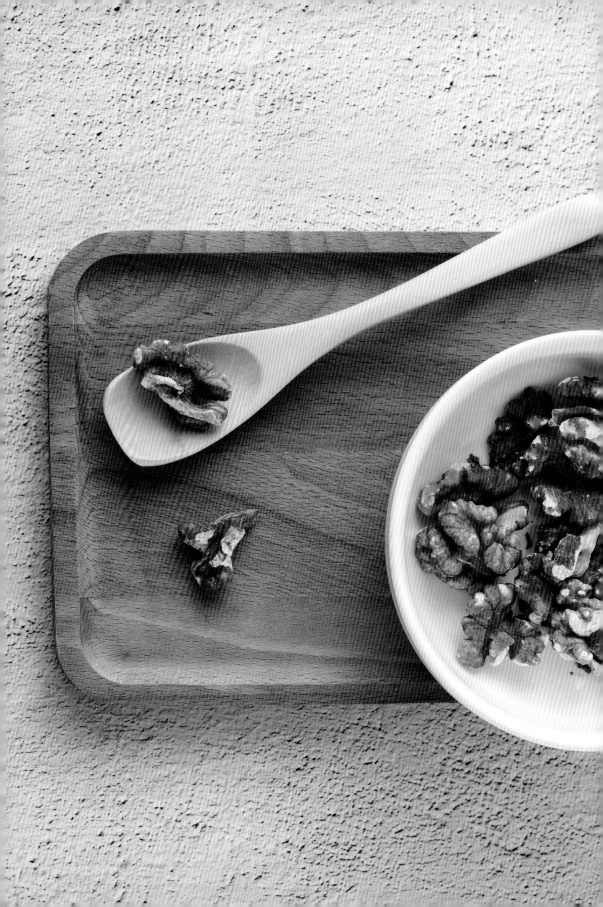

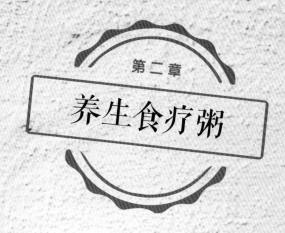

第二章
养生食疗粥

　　药补不如食补，食粥养生在中国已经有几千年的历史。许多医药、保健的书籍记载，古人食粥，多与延年益寿、养生健康有关。很多书籍也记录了滋补强壮、延年益寿的粥膳方。现代人生活节奏快，对健康方面的关注更多，食粥养生，也渐渐成为很多人的日常必备知识。

　　对应人体五脏，五谷杂粮有不同的养生功效，多种食材经过精心搭配和熬制之后，更容易被人体吸收消化，也能发挥出更大的养生功效。

　　我们希望通过每日食粥，从饮食上对身体进行调节，让身体在五谷杂粮的滋养下，更加健康。这是本章选择粥膳品种的出发点。同时，通过不同的食材搭配，增加粥的食疗价值，从口味上给粥带来一些变化，让喝粥成为一种享受。健康的身体，可以从美味的粥中喝出来。行动起来吧！

健脑核桃粥

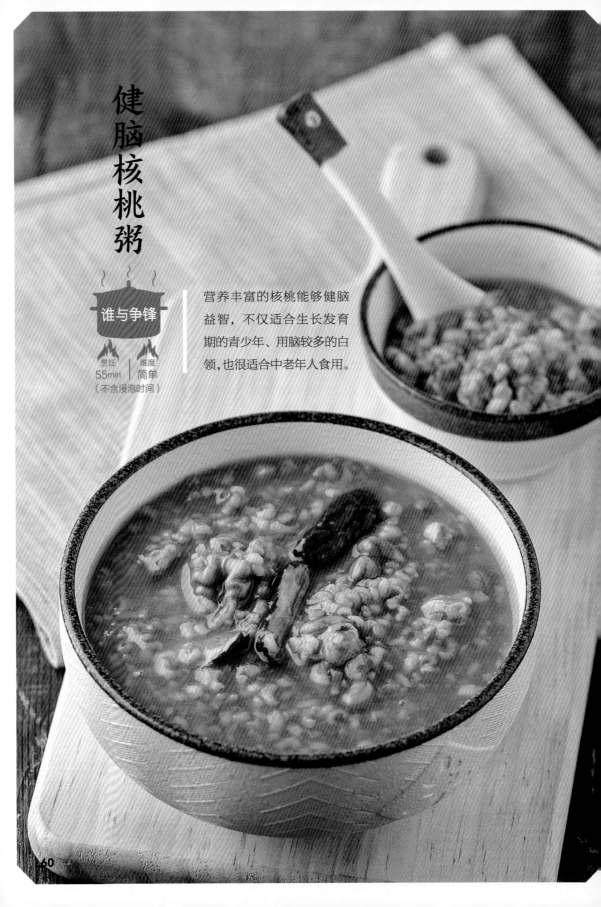

谁与争锋

烹饪
55min
（不含浸泡时间）

难度
简单

营养丰富的核桃能够健脑益智，不仅适合生长发育期的青少年、用脑较多的白领，也很适合中老年人食用。

🍞 做法

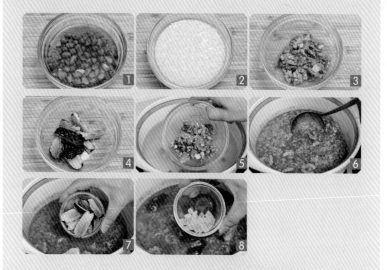

📖 材料

大米...............100 克
核桃仁............50 克
花生...............20 克
红枣...............20 克
冰糖...............30 克

1. 花生洗净，提前在清水中浸泡 3 小时。

2. 大米洗净，提前在清水中浸泡 30 分钟。

3. 核桃仁洗净，控干水备用。

4. 红枣洗净后用温水泡软，去掉枣核，切成两半。

5. 砂锅中加入约 1000 毫升清水，大火烧开后放入核桃仁、花生和大米。

6. 再次煮开后转小火熬煮约 30 分钟，用饭勺不时搅动，防止糊锅。

7. 放入红枣，继续熬煮约 5 分钟。

8. 放入冰糖，继续熬煮 5 分钟左右至冰糖化开即可关火。

烹饪秘籍

如果是在有新鲜核桃的季节做这款粥，放入新鲜核桃仁，味道会更好。

营养贴士

核桃素来被认为是健脑佳品，营养十分丰富，含有蛋白质和多种维生素，能够缓解压力，让人感觉精力充沛。

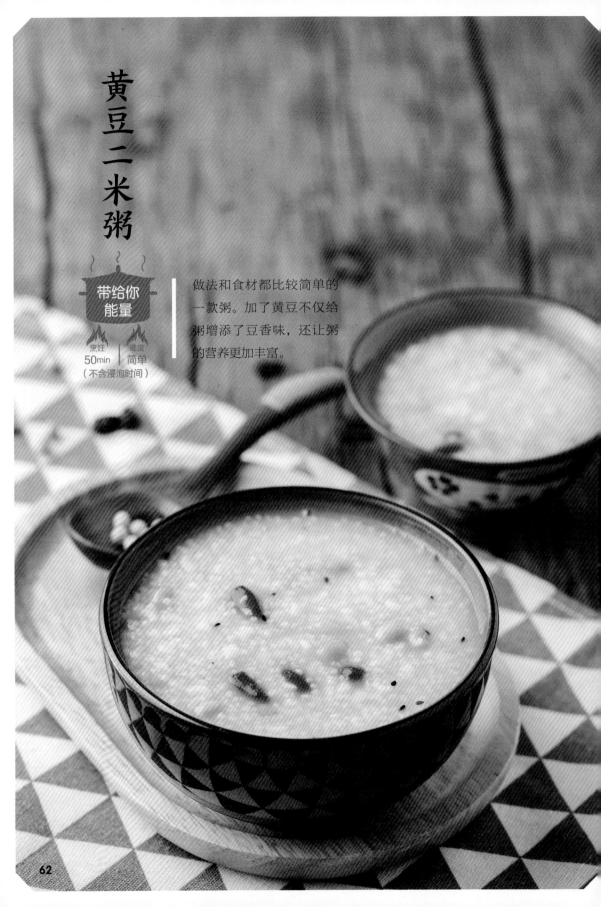

黄豆二米粥

带给你能量

烹饪
50min
（不含浸泡时间）

难度
简单

做法和食材都比较简单的一款粥。加了黄豆不仅给粥增添了豆香味，还让粥的营养更加丰富。

🍳 做法

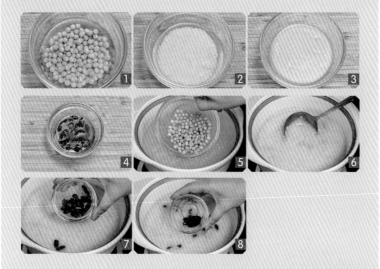

🍯 材料

黄豆..................50 克
大米..................50 克
小米..................50 克
枸杞..................5 克
熟黑芝麻...........1 克

1. 黄豆洗净，提前在清水中浸泡 4 小时。

2. 大米洗净，提前在清水中浸泡 30 分钟。

3. 小米洗净，提前在清水中浸泡 20 分钟。

4. 枸杞洗净，提前在清水中浸泡 5 分钟。

5. 砂锅中加入约 1000 毫升清水，大火烧开后放入泡好的黄豆、大米、小米。

6. 再次烧开后转小火熬煮约 40 分钟，用饭勺不时搅动，防止煳锅。

7. 放入枸杞，继续熬煮 2 分钟左右关火。

8. 锅中再加入熟芝麻搅拌均匀，盛出即可。

烹饪秘籍

1. 黄豆可以多浸泡一段时间，如果时间充足，中间可以更换几次清水。

2. 夏季要注意，浸泡时间不宜超过 12 小时，以免变质。

营养贴士

黄豆富含蛋白质，而且对于女性而言，其所含的营养能够让身体更加充满活力。

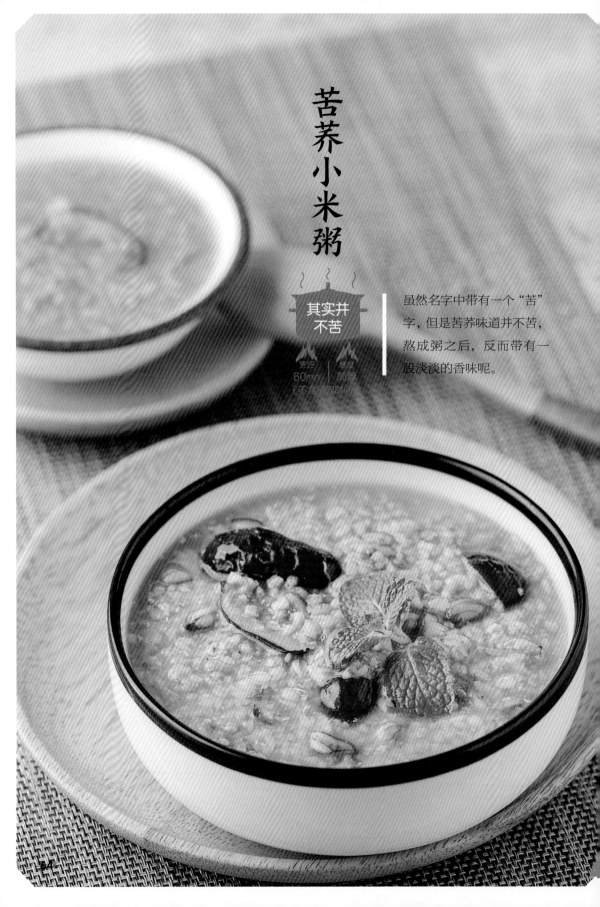

苦荞小米粥

其实并不苦

耗时
60min
（不含浸泡时间）

难度
简单

虽然名字中带有一个"苦"字，但是苦荞味道并不苦，熬成粥之后，反而带有一股淡淡的香味呢。

做法

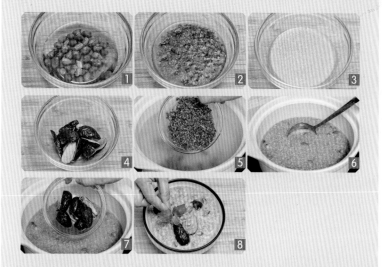

材料

苦荞.................70 克
小米.................50 克
花生.................30 克
红枣.................30 克
薄荷叶...............2 片

1. 花生洗净，提前在清水中浸泡 3 小时。

2. 苦荞洗净，提前在清水中浸泡 30 分钟。

3. 小米洗净，提前在清水中浸泡 20 分钟。

4. 红枣洗净后用温水泡软，去掉枣核，切成两半。

5. 砂锅中加入约 1000 毫升清水，大火烧开后放入泡好的苦荞、小米、花生。

6. 再次烧开后转小火熬煮约 40 分钟，用饭勺不时搅动，防止糊锅。

7. 放入红枣继续熬煮 10 分钟左右，关火。

8. 将粥盛出后在表面装饰薄荷叶即可。

 烹饪秘籍

苦荞的口感略微粗糙，其加入量可以根据自己的喜好进行适当调整。

营养贴士

苦荞是具有营养价值、食用价值和药用价值的天然功能性食品。

二米绿豆粥

烹饪
45min
（不含浸泡时间）

难度
简单

非常简单家常的一道粥，对维持脾胃健康有帮助。

材料

小米...............60 克
大米...............40 克
绿豆...............30 克
熟黑芝麻...........1 克

烹饪秘籍

煮粥的时候可以滴几滴食用油，这样可以防止小米溢锅。

营养贴士

小米的蛋白质、脂肪和维生素含量高。与绿豆一起熬粥，对胃有很好的滋养作用。夏天的时候喝绿豆粥，能够为身体补充水分和无机盐，还有清热解暑的功效。

做法

1. 大米洗净，提前在清水中浸泡 30 分钟。

2. 绿豆洗净，提前在清水中浸泡 30 分钟。

3. 小米洗净，提前在清水中浸泡 20 分钟。

4. 砂锅中加入约 1000 毫升清水，大火烧开后放入泡好的小米、大米和绿豆。

5. 再次烧开后转小火熬煮约 40 分钟，用饭勺不时搅动，防止煳锅。

6. 将粥盛出后在表面撒上熟黑芝麻装饰即可。

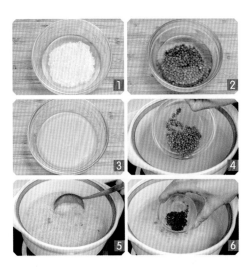

桂花的香气很是令人着迷，再加上红枣的甜香，这道粥喝起来让人感到特别满足。

 材料

大米	100 克
花生	30 克
红枣	20 克
桂花酱	20 克

烹饪秘籍

如果没有桂花酱，可以从超市购买干桂花，与红枣一起放入，最后加适量冰糖调味即可。

营养贴士

桂花香味馥郁，有健胃养肝的功效。桂花还有美容养颜的功效，适合爱美的女性食用。

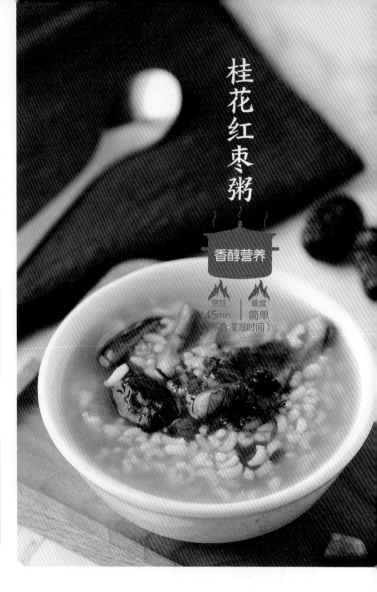

桂花红枣粥

香醇营养

烹饪 45min（不含浸泡时间）　难度 简单

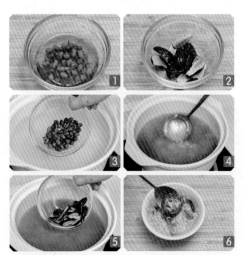

① ② ③ ④ ⑤ ⑥

做法

1. 花生洗净，提前在清水中浸泡 3 小时。

2. 大米洗净，提前在清水中浸泡 30 分钟。红枣洗净后用温水泡软，去掉枣核，切成两半。

3. 砂锅中加入约 1000 毫升清水，大火烧开后放入泡好的大米和花生。

4. 再次煮开后转小火熬煮约 30 分钟，用饭勺不时搅动，防止煳锅。

5. 放入红枣，继续熬煮 10 分钟左右关火。

6. 将粥盛出后在表面淋上桂花酱即可。

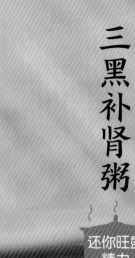

三黑补肾粥

还你旺盛精力

烹饪 50min | 难度 简单

含有花青素、胡萝卜素等物质的黑色食物，对身体有很好的保健作用。常喝此粥，能够滋养身体，让身体充满活力。

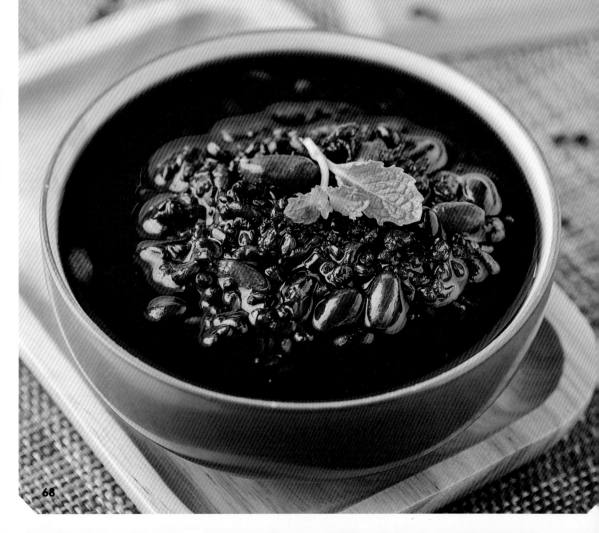

做法 材料

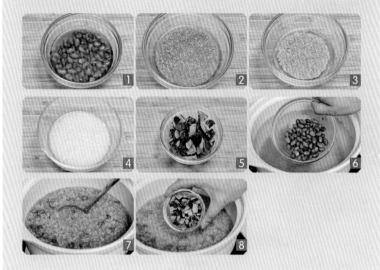

花生..................50 克
藜麦..................40 克
糙米..................30 克
大米..................50 克
红枣..................20 克

1. 花生洗净，提前在清水中浸泡 3 小时。

2. 藜麦洗净，提前在清水中浸泡 2 小时。

3. 糙米洗净，提前在清水中浸泡 30 分钟。

4. 大米洗净，提前在清水中浸泡 30 分钟。

5. 红枣洗净，在温水中泡软后去核，切成小丁。

6. 砂锅中加入约 1000 毫升清水，大火烧开后放入泡好的花生、藜麦、糙米和大米。

7. 再次烧开后转小火熬煮约 40 分钟，用饭勺不时搅动，防止糊锅。

8. 放入红枣丁，继续熬煮 5 分钟左右即可关火。

营养贴士

藜麦富含膳食纤维，脂肪含量低，热量低，是比较理想的养生食物。糙米富含维生素，经常食用有利于人体健康。

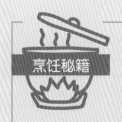

烹饪秘籍

可以根据自己的喜好将花生替换成其他坚果，如核桃仁、腰果等。

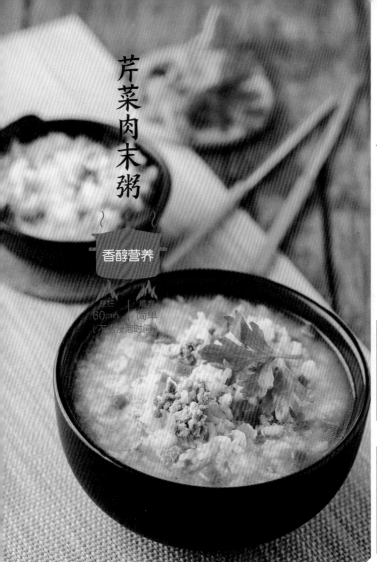

芹菜肉末粥

香醇营养

烹饪
60min
（不含浸泡时间）

难度
简单

点点青翠给粥增添了色彩，暗藏其中的肉末给粥带来了香气，芹菜特有的味道让粥喝起来更美味。

材料

大米	100 克
芹菜	70 克
里脊肉	70 克
胡萝卜	30 克
油	2 茶匙
盐	2 克

烹饪秘籍

适当放一点芹菜叶，不但能让粥中芹菜的味道更浓郁，而且营养也更丰富。

营养贴士

芹菜含铁量比较丰富，是获取铁元素的良好食材，同时芹菜具有降压作用，适量食用对维持身体健康有益。

做法

1. 大米洗净，提前在清水中浸泡 30 分钟。

2. 芹菜洗净，切碎；里脊肉洗净，切成末；胡萝卜洗净，切成 0.5 厘米见方的丁。起油锅烧至六成热，加入里脊肉末炒熟，盛出备用。

3. 砂锅中加入约 1000 毫升清水，大火烧开后放入泡好的大米。

4. 继续煮开后转小火熬煮约 40 分钟，用饭勺不时搅动，防止煳锅。

5. 放入芹菜碎、胡萝卜丁、里脊肉和盐，搅匀后熬煮 2 分钟左右即可关火。

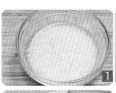
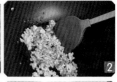
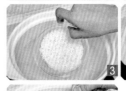
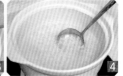
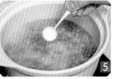

新鲜的玉米味道很浓郁。稍微带点颗粒的玉米碎让粥的口感更棒，跟玉米楂粥有所不同，鲜玉米粥更容易煮熟且味道更棒。

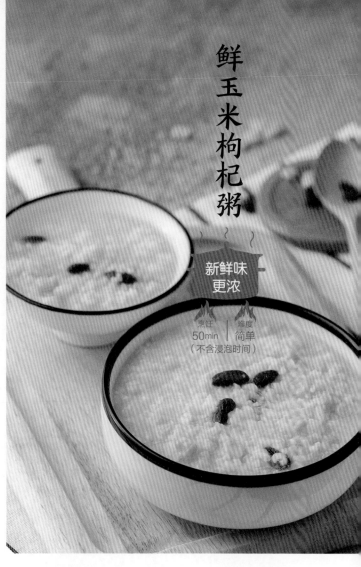

鲜玉米枸杞粥

新鲜味更浓

烹饪
50min
（不含浸泡时间）

难度
简单

材料

鲜玉米................1 个
大米................50 克
枸杞..................5 克

烹饪秘籍

玉米碎比较好熟，如果不放大米直接煮玉米碎的话，十几分钟就可以喝到一锅美味的玉米粥了。

营养贴士

玉米蛋白质和维生素含量丰富，有健脾开胃的功效，并且在帮助预防心脑血管疾病方面也有一定的功效。

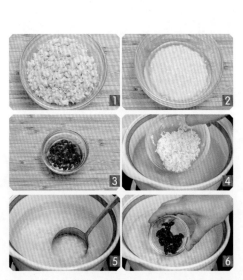

做法

1. 鲜玉米去皮、去须，洗净，控干水后用擦刀将玉米粒擦碎。

2. 大米洗净，提前在清水中浸泡 30 分钟。

3. 枸杞洗净，提前在清水中浸泡 5 分钟。

4. 砂锅中加入约 1000 毫升清水，大火烧开后放入泡好的大米。

5. 再次烧开后转小火熬煮约 20 分钟，用饭勺不时搅动，防止煳锅。

6. 放入玉米碎继续熬煮 20 分钟左右。再加入枸杞，继续小火熬煮约 2 分钟即可关火。

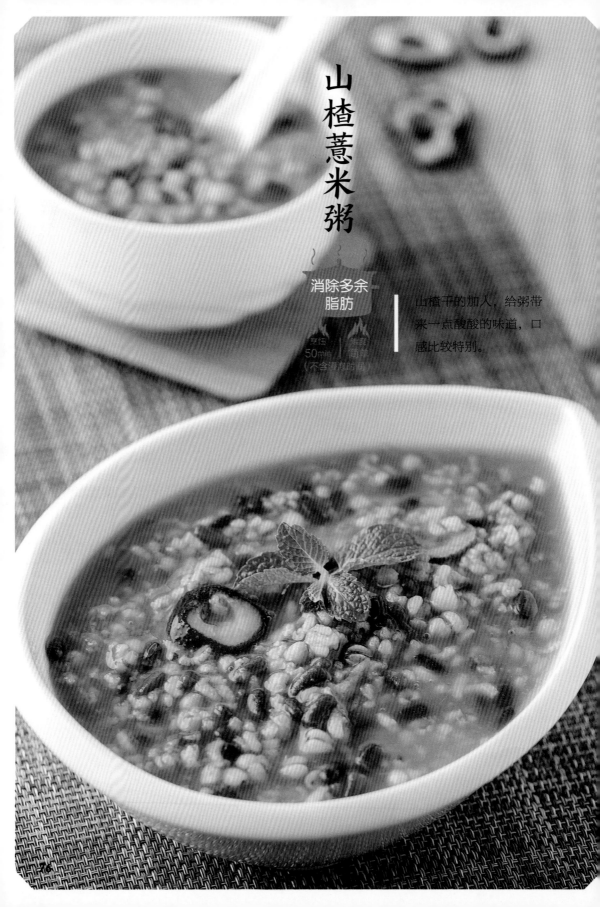

山楂薏米粥

消除多余
脂肪

烹饪
50min
（不含浸泡时间）

难易
简单

山楂干的加入，给粥带
来一点酸酸的味道，口
感比较特别。

做法 材料

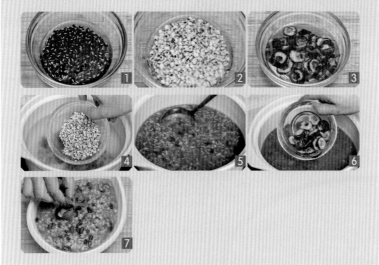

材料

薏米..............50 克
红豆..............50 克
大米..............80 克
山楂干..........20 克
薄荷叶..........2 片

1. 红豆洗净，提前在清水中浸泡 6~10 小时。

2. 薏米洗净，提前在清水中浸泡 4 小时。大米洗净，提前在清水中浸泡 30 分钟。

3. 山楂干洗净，提前在清水中浸泡 10 分钟。

4. 砂锅中加入约 1000 毫升清水，大火烧开后放入泡好的薏米、大米、红豆。

5. 再次烧开后转小火熬煮 30 分钟左右，用饭勺不时搅动，防止煳锅。

6. 放入泡好的山楂干，熬煮 10 分钟左右即可关火。

7. 将粥盛出，在表面装饰薄荷叶即可。

烹饪秘籍

如果感觉加入山楂后味道略有点酸，可以加入适量绵白糖或者蜂蜜来调节口感。

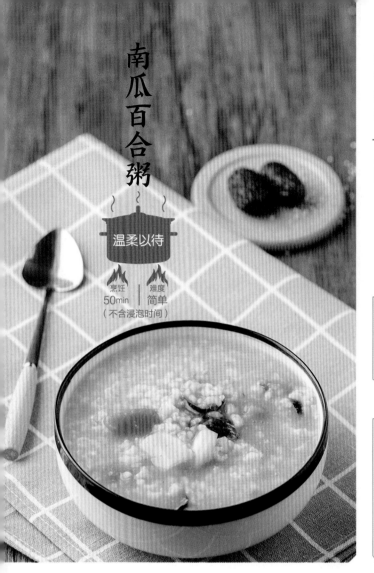

南瓜百合粥

温柔以待

烹饪 50min
难度 简单
（不含浸泡时间）

南瓜暖暖的颜色让这碗粥看上去很诱人。一家人围坐餐桌，喝着这暖暖香粥，洋溢着甜蜜幸福的笑容。

材料

南瓜............200 克
大米............100 克
鲜百合..........50 克
红枣............20 克

烹饪秘籍

加入新鲜的百合比干百合更好，不仅节省准备时间，也会让粥更美味。

营养贴士

百合除了含有蛋白质、维生素等营养成分外，还含有多种生物碱，对人体有比较好的滋补作用。它还能促进皮肤新陈代谢，是美容养颜的佳品。

做法

1. 大米洗干净，提前在清水中浸泡 30 分钟。

2. 南瓜洗净后去皮、瓤，切成 2 厘米左右的滚刀块；鲜百合去头、蒂，掰成片，清洗干净。

3. 红枣洗净后用温水泡软，去掉枣核，切成两半。

4. 砂锅中加入约 1000 毫升清水，大火烧开后放入南瓜块、大米和百合。

5. 继续煮开后转小火熬煮 30 分钟，用饭勺不时搅动，防止煳锅。

6. 放入红枣，继续熬煮 10 分钟左右即可关火。

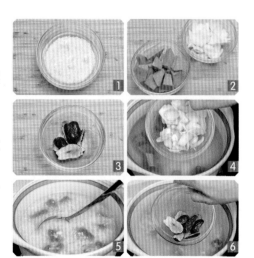

山药和胡萝卜都是富有营养的食物，经常食用对身体有滋补作用。

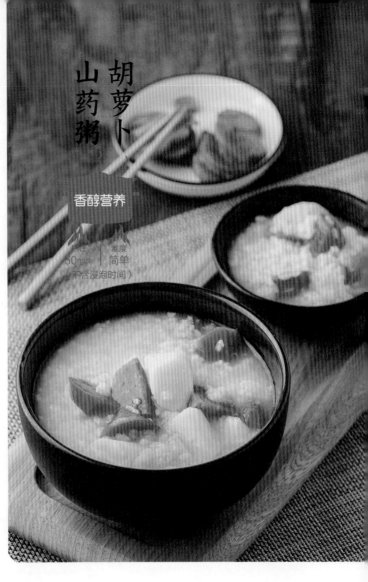

胡萝卜山药粥

香醇营养

时间 30min（不含浸泡时间） | 难度 简单

材料

胡萝卜............100 克
山药..............100 克
大米..............100 克
盐......................2 克

烹饪秘籍

如果胡萝卜和山药切成的块大小不是 2 厘米左右的话，熬煮的时间也要有所调整。

营养贴士

胡萝卜素有"小人参"之称，营养价值较高，常食能够增强机体免疫力。

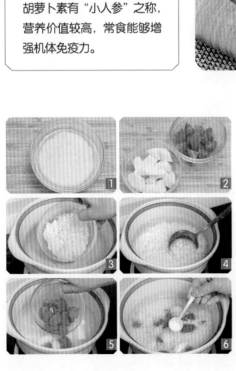

做法

1. 大米洗净，提前在清水中浸泡 30 分钟。

2. 胡萝卜、山药分别洗净去皮，切成 2 厘米左右的滚刀块。

3. 砂锅中加入约 1000 毫升清水，大火烧开后放入泡好的大米。

4. 再次烧开后转小火熬煮约 30 分钟，用饭勺不时搅动，防止糊锅。

5. 放入胡萝卜和山药，继续小火熬煮约 15 分钟。

6. 最后加入盐调味，搅匀后即可关火。

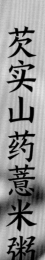

芡实山药薏米粥

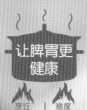

让脾胃更健康

烹饪
60min
（不含浸泡时间）

难度
简单

粥中的食材都对脾胃有调理作用，但又各有侧重，三者搭配有补气血、调脾胃的功效。

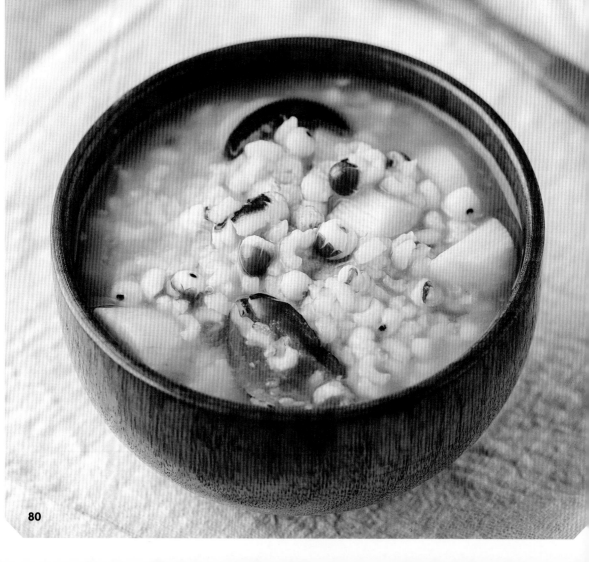

做法

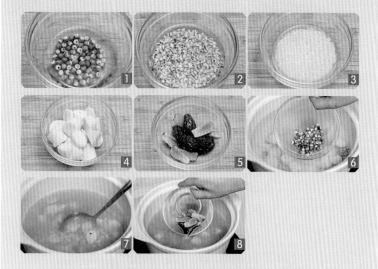

材料

山药...............100 克
大米.................50 克
薏米.................50 克
红枣.................30 克
芡实................. 15 克

1. 芡实洗净，提前在清水中浸泡 6~10 小时。

2. 薏米洗净，提前在清水中浸泡 4 小时。

3. 大米洗净，提前在清水中浸泡 30 分钟。

4. 山药洗净去皮，切成 2 厘米左右的滚刀块。

5. 红枣洗净后用温水泡软，去掉枣核，切成两半。

6. 砂锅中加入约 1000 毫升清水，大火烧开后放入山药和泡好的芡实、薏米、大米。

7. 再次烧开后转小火熬煮约 40 分钟，用饭勺不时搅动，防止煳锅。

8. 放入红枣，继续小火熬煮约 10 分钟即可关火。

烹饪秘籍

1. 芡实和薏米都比较难煮熟，一定要提前多浸泡一段时间。

2. 如果浸泡时间不够，需要多煮一会儿或者用高压锅来煮粥。

营养贴士

山药与芡实都具有健脾补肾的功效，薏米有健脾清肺的功效，三者搭配食用，对脾胃健康很有帮助。

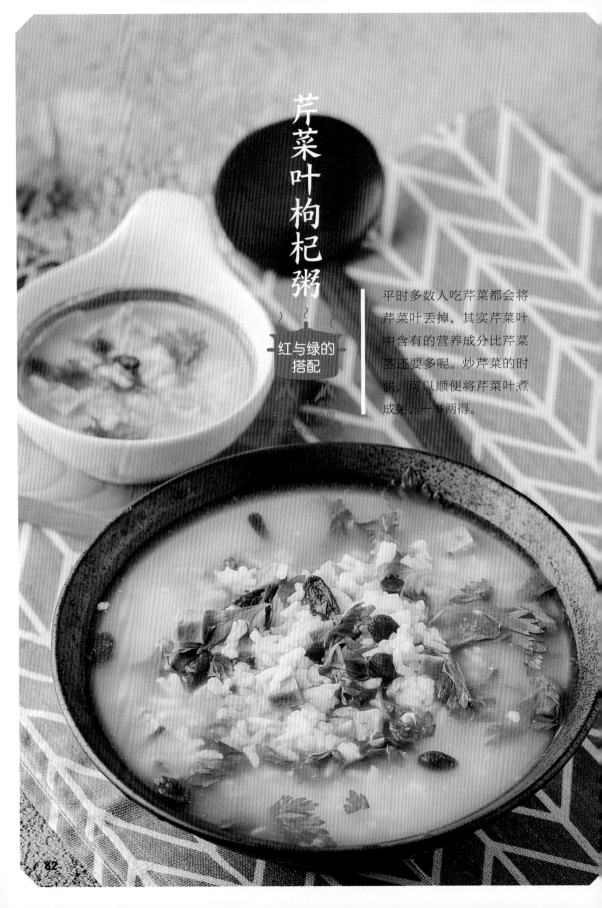

芹菜叶枸杞粥

红与绿的搭配

平时多数人吃芹菜都会将芹菜叶丢掉，其实芹菜叶中含有的营养成分比芹菜茎还要多呢。炒芹菜的时候，可以顺便将芹菜叶煮成粥，一举两得。

做法

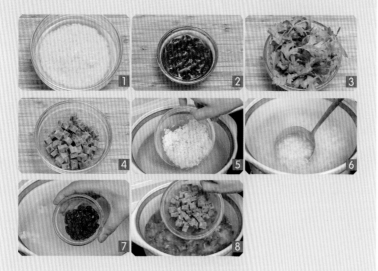

材料

大米..............100 克
火腿..............100 克
芹菜叶............50 克
枸杞................10 克

调料

盐.....................2 克

1. 大米洗净，提前在清水中浸泡 30 分钟。

2. 枸杞洗净，在清水中浸泡 5 分钟。

3. 择下芹菜叶洗净，控干水。

4. 火腿切成 1 厘米见方的小丁。

5. 砂锅中加入约 1000 毫升清水，大火烧开后放入泡好的大米。

6. 再次烧开后转小火熬煮约 40 分钟，用饭勺不时搅动，防止烟锅。

7. 放入枸杞，继续熬煮约 2 分钟。

8. 放入芹菜叶、火腿丁和盐，搅匀后再煮约 1 分钟即可关火。

烹饪秘籍 火腿可以不放，也可以根据喜好替换成自己喜欢的其他肉丁。

营养贴士

芹菜叶特有的味道能够增强食欲，并且其含有丰富的维生素和钙，能够为身体补充营养素，促进血液循环和新陈代谢。

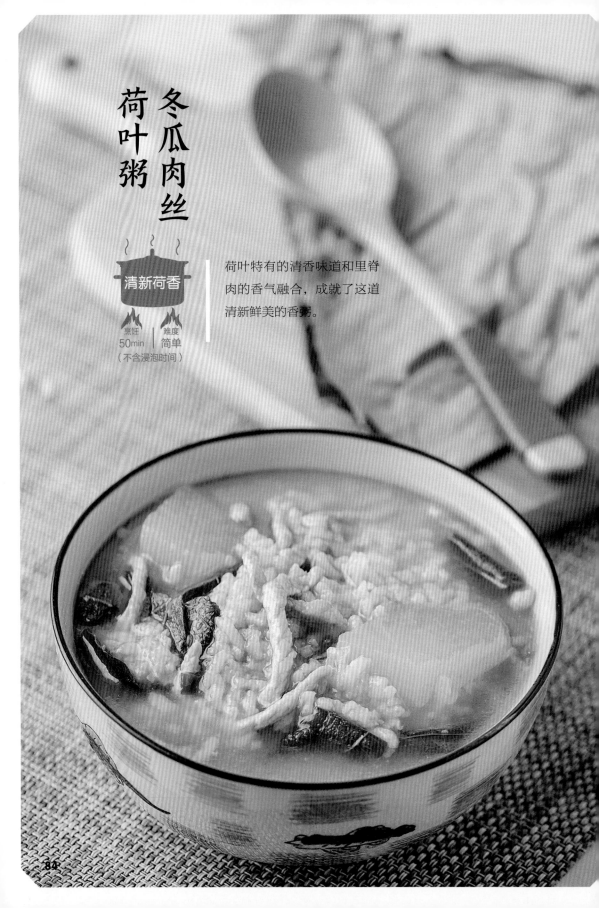

冬瓜肉丝
荷叶粥

清新荷香

烹饪
50min

难度
简单

（不含浸泡时间）

荷叶特有的清香味道和里脊肉的香气融合，成就了这道清新鲜美的香粥。

做法

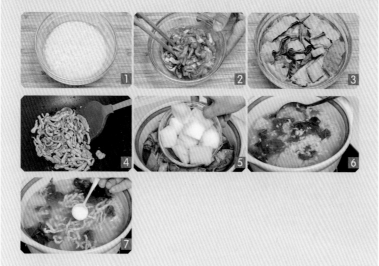

材料

冬瓜.............150 克
里脊肉...........100 克
干荷叶............30 克
大米.............100 克

调料

盐.........................2 克
料酒...............2 茶匙
生抽...............2 茶匙
淀粉..................5 克
油..................2 茶匙
香葱....................1 棵

1. 大米洗净，提前在清水中浸泡 30 分钟。

2. 里脊肉洗净，控干水，切成 3 厘米长的丝，放入大碗中，加入料酒、生抽和淀粉，抓匀后腌制 15 分钟。

3. 干荷叶洗净，提前在清水中浸泡 10 分钟。

4. 冬瓜去掉皮、瓤，洗净，切成 2 厘米大小的滚刀块；香葱洗净，取葱叶切成葱花。炒锅中倒入油，烧至约六成热时加入里脊肉丝滑熟，盛出备用。

5. 砂锅中加入约 1000 毫升清水，大火烧开后放入大米、干荷叶和冬瓜。

6. 再次煮开后转小火熬煮约 40 分钟，用饭勺不时搅动，防止煳锅。

7. 放入里脊丝和盐搅匀，继续小火煮 5 分钟左右，最后撒上葱花即可关火。

烹饪秘籍

在可以买到新鲜荷叶的季节可以用新鲜荷叶来熬粥，这样粥的味道更清香怡人。

海带棒骨
黄豆粥

补钙壮骨
身体强

🔥 70min | 中火
（不含浸泡时间）

经过充分熬煮的猪棒骨散发出阵阵肉香，与营养丰富的海带和黄豆搭配，使这道粥不仅味道足，营养也足。

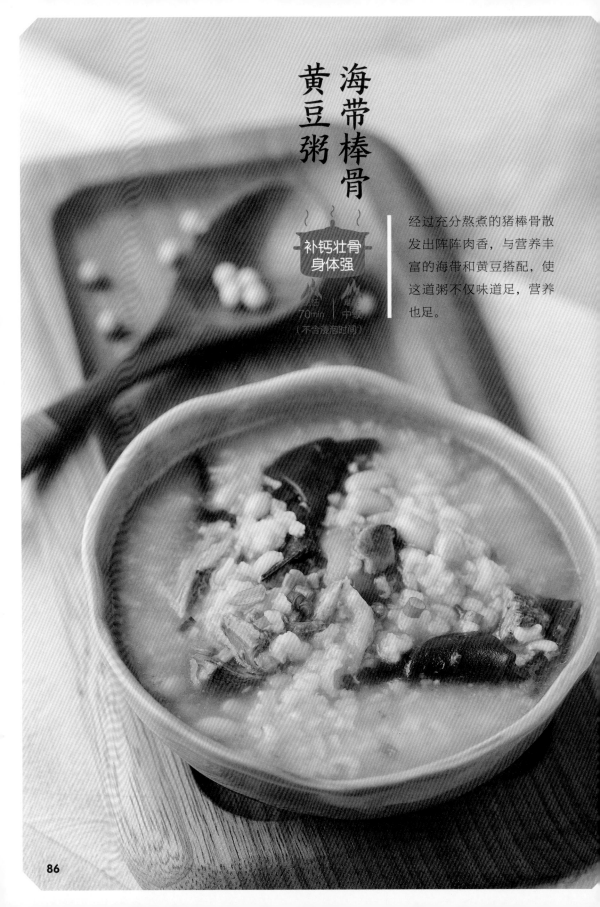

🍳 做法

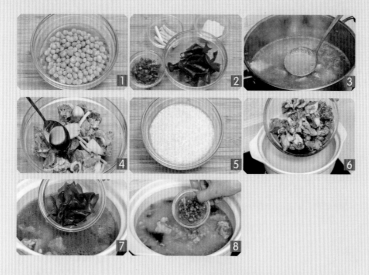

📖 材料

猪棒骨.......... 200 克

海带结............. 10 个

黄豆.................50 克

大米...............100 克

🧂 调料

盐.....................2 克

生抽...............2 茶匙

料酒...............2 茶匙

蚝油...............1 茶匙

香葱...................1 棵

生姜.................10 克

八角...................2 颗

茴香...................2 克

1. 黄豆洗净，提前在清水中浸泡 4 小时。

2. 海带结清洗干净，控干水；将香葱的葱白和葱叶分开，葱白切成段，葱叶切成葱花；生姜洗净，去皮后切成薄片。

3. 猪棒骨洗净控干，剁成小块。锅中放入猪棒骨，加入没过食材的凉水，煮开后撇去表面的浮沫，将猪棒骨捞出再次清洗干净。

4. 猪棒骨放入大碗中，加入葱白段、姜片、料酒、生抽、蚝油、八角、茴香，腌制半小时。

5. 大米洗净，提前在清水中浸泡 30 分钟。

6. 砂锅中加入约 1200 毫升清水，大火烧开后放入腌制好的猪棒骨，再次烧开后转小火熬煮约 20 分钟。

7. 放入大米、海带结和黄豆，继续小火熬煮约 40 分钟，用饭勺不时搅动，防止煳锅。

8. 最后加入盐调味，撒上适量葱花即可关火。

烹饪秘籍　如果买来的海带是干海带，则需要提前泡发；如果是盐渍海带，则需要浸泡去除部分盐分，防止熬出来的粥太咸。

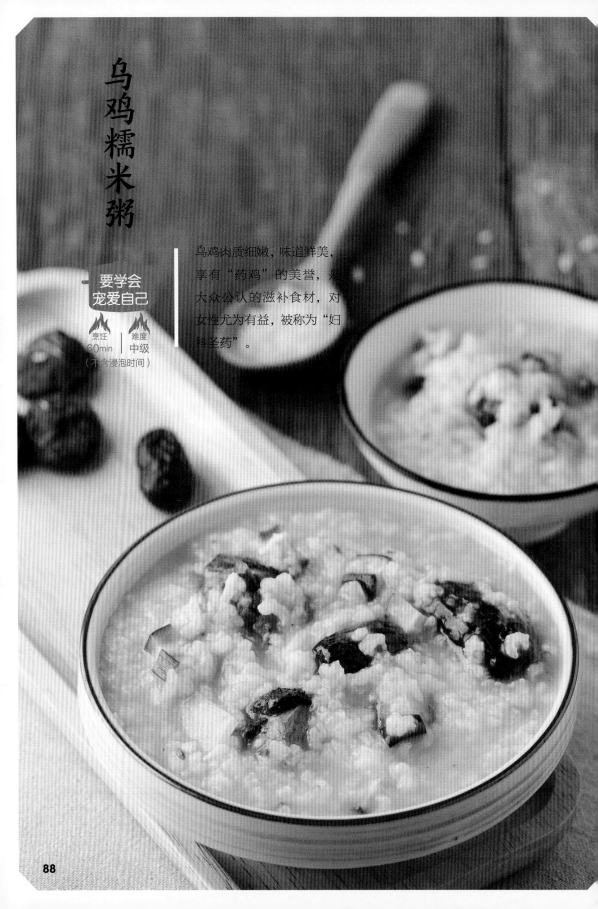

乌鸡糯米粥

要学会宠爱自己

🔥 烹饪 60min（不含浸泡时间）

🔥 难度 中级

乌鸡肉质细嫩，味道鲜美，享有"药鸡"的美誉，是大众公认的滋补食材，对女性尤为有益，被称为"妇科圣药"。

材料		调料			
乌鸡	150 克		盐	2 克	八角
糯米	60 克		料酒	2 茶匙	2 个
大米	30 克		香葱	1 根	茴香 2 克
红枣	30 克		生姜	15 克	
鲜香菇	2 个				

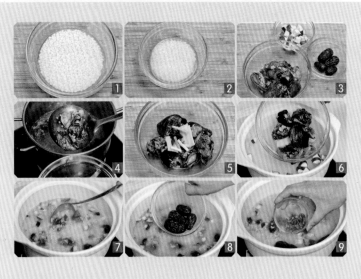

乌鸡兼具药用和食疗价值，其含有的多种氨基酸和维生素比普通鸡要多，是滋补身体的佳品，对调节人体免疫功能具有一定的帮助。

做法

1. 糯米洗净，提前在清水中浸泡 3 小时。

2. 大米洗净，提前在清水中浸泡 30 分钟。

3. 乌鸡洗净，剁成小块；鲜香菇洗净，去蒂，切成 1 厘米见方的丁；红枣洗净备用。

4. 香葱洗净，葱白切成段，葱叶切成葱花；生姜洗净，去皮后切成薄片。锅中放入乌鸡块，加入没过食材的凉水，煮开后撇去表面的浮沫，将乌鸡块捞出再次清洗干净。

5. 将乌鸡块放入大碗中，加入料酒、姜片、葱白段、八角、茴香，抓匀后腌制 20 分钟。

6. 砂锅中加入约 1000 毫升清水，大火烧开后放入乌鸡块、糯米、大米和香菇丁。

7. 再次烧开后转小火煮约 40 分钟，用饭勺不时搅动，防止煳锅。

8. 放入红枣，继续熬煮约 10 分钟。

9. 加入盐调味，出锅前撒上葱花即可关火。

烹饪秘籍

 营养贴士　也可以在乌鸡腌制好之后将其略微煸炒，再放入粥中进行炖煮。

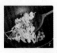

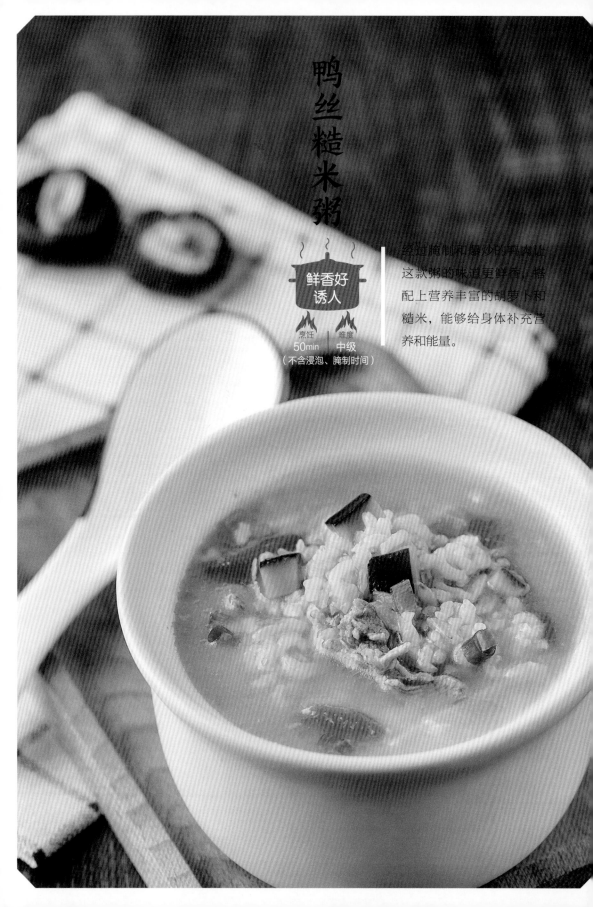

鸭丝糙米粥

鲜香好诱人

烹饪 50min （不含浸泡、腌制时间）

难度 中级

经过腌制和爆炒的鸭肉丝，这款粥的味道更鲜香，搭配上营养丰富的胡萝卜和糙米，能够给身体补充营养和能量。

材料					
鸭腿	150克	调料	盐	2克	香葱	1棵

材料
- 鸭腿............150克
- 大米............70克
- 糙米............30克
- 胡萝卜..........30克
- 鲜香菇..........2个

调料
- 盐..............2克
- 生抽............2茶匙
- 料酒............2茶匙
- 油..............2茶匙

香葱..............1棵
生姜..............15克

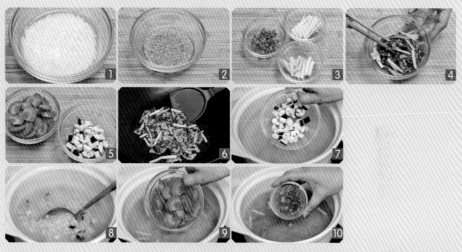

👨‍🍳 做法

1. 大米洗净，提前在清水中浸泡30分钟。

2. 糙米洗净，提前在清水中浸泡30分钟。

3. 生姜洗净去皮，切成姜丝；香葱洗净，葱白切成段，葱叶切成葱花。

4. 鸭肉洗净，切成0.5厘米粗、4厘米长的肉丝，放入大碗中，加入料酒、生抽、葱白和姜丝抓匀，腌制20分钟。

5. 胡萝卜洗净去皮，切成2厘米左右的滚刀块；鲜香菇洗净去蒂，切成0.5厘米见方的丁。

6. 炒锅中放入油，烧至七成热后放入鸭丝滑炒至变色，盛出。

7. 砂锅中加入约1000毫升清水，大火烧开后放入糙米、大米和香菇丁。

8. 再次烧开后转小火熬煮约30分钟，用饭勺不时搅动，防止煳锅。

9. 放入鸭丝和胡萝卜，继续小火熬煮约10分钟。

10. 最后加入盐和葱花，搅匀后即可关火。

营养贴士　鸭肉蛋白质和维生素含量比较丰富，对身体有很好的滋补作用。

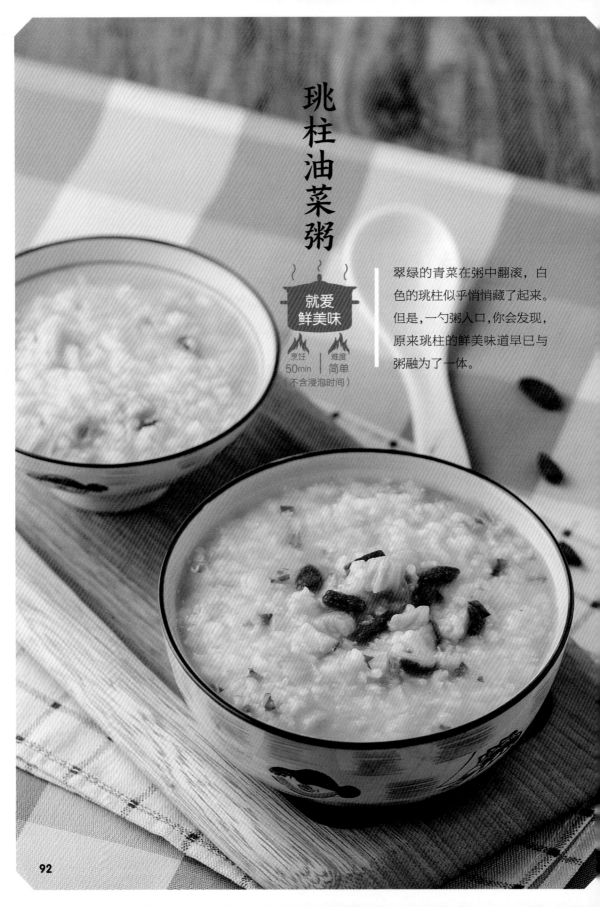

瑶柱油菜粥

就爱鲜美味

烹饪 50min | 难度 简单
（不含浸泡时间）

翠绿的青菜在粥中翻滚，白色的瑶柱似乎悄悄藏了起来。但是，一勺粥入口，你会发现，原来瑶柱的鲜美味道早已与粥融为了一体。

🧑‍🍳 做法

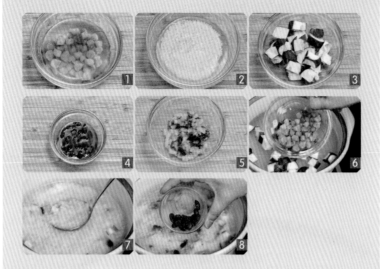

📖 材料

干珧柱.............30 克
大米.............100 克
鲜香菇.............2 个
油菜.................1 棵
枸杞.................5 克

🍶 调料

盐.....................2 克

1. 干珧柱洗净，提前在清水中浸泡 30 分钟。

2. 大米洗净，提前在清水中浸泡 30 分钟。

3. 鲜香菇洗净去蒂，切成 1 厘米见方的小块。

4. 枸杞洗净，在清水中浸泡 5 分钟。

5. 油菜去掉根部后将叶子掰下清洗干净，放入开水锅中焯烫一下捞出，晾凉后切碎。

6. 砂锅中加入约 1000 毫升清水，大火烧开后放入大米、珧柱和香菇块。

7. 再次烧开后转小火熬煮 40 分钟，用饭勺不时搅动，防止煳锅。

8. 放入油菜碎和枸杞，加入盐调味，继续熬煮 2 分钟左右即可关火。

 **烹饪秘籍**

这款粥不需要加入太多的调味品，珧柱本身的鲜美味道就让粥十分可口美味啦。

营养贴士

珧柱含有丰富的蛋白质，而且其热量和脂肪含量都很低。常吃有利于减少热量摄入，保持身材苗条。

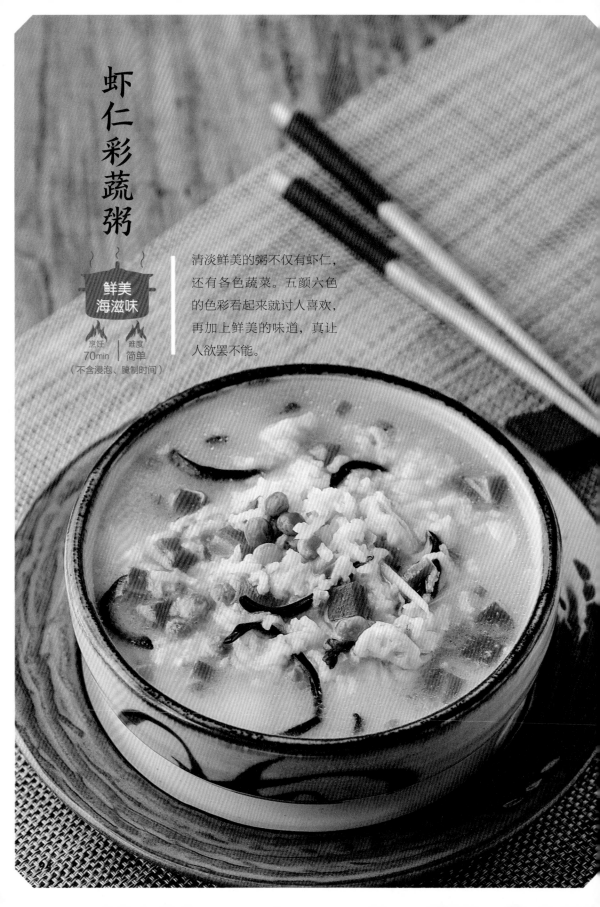

虾仁彩蔬粥

鲜美海滋味

烹饪
70min

难度
简单

（不含浸泡、腌制时间）

清淡鲜美的粥不仅有虾仁，还有各色蔬菜。五颜六色的色彩看起来就讨人喜欢，再加上鲜美的味道，真让人欲罢不能。

材料		调料			
鲜虾	150 克	盐	2 克	料酒	2 茶匙
豌豆	50 克	香葱	1 棵	淀粉	5 克
胡萝卜	50 克	大蒜	15 克		
黑木耳	10 克	生姜	10 克		
大米	100 克				

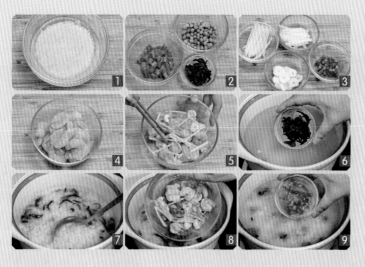

在平底锅中加入少许油，将虾仁、胡萝卜丁炒制一下再放入粥中，味道会更香。

烹饪秘籍

做法

1. 大米洗净，提前在清水中浸泡 30 分钟。

2. 豌豆洗净，控干水；胡萝卜洗净，去皮，切成 1 厘米见方的丁；黑木耳提前用温水泡发 2 小时左右，洗净并切成细丝。

3. 大蒜去皮，切成片；生姜洗净，去皮后切成丝；香葱洗净，葱白切成丝，葱叶切成葱花。

4. 鲜虾洗净后去头、壳，在背部划开一刀，用牙签挑去虾线，洗净。

5. 将虾仁放在容器中，加入蒜片、葱丝、姜丝、料酒、淀粉，用手抓匀后腌制 20 分钟。

6. 砂锅中加入约 1000 毫升清水，大火烧开后放入豌豆、黑木耳和泡好的大米。

7. 再次烧开后转小火熬煮约 40 分钟，用饭勺不时搅动，防止煳锅。

8. 将虾仁与胡萝卜丁一同放入粥中，熬煮约 3 分钟至熟透。

9. 最后加入盐调味，出锅前撒上葱花即可。

营养贴士　富含营养的虾仁搭配各色蔬菜，营养成分更全面，能够为身体补充蛋白质、多种维生素和矿物质，让身体充满活力。

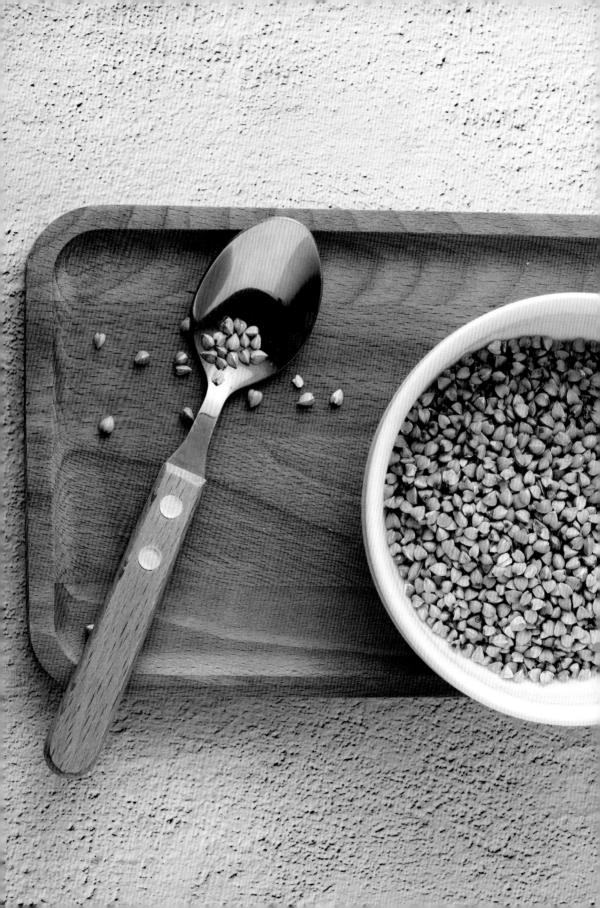

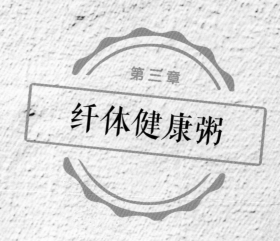

第三章

纤体健康粥

　　粥一直被大众所喜爱，经久不衰，自然有其中的道理。甚至可以说，家家户户的餐桌上，都少不了那么一碗各式各样的粥。粥可以是早餐，可以是午餐，也可以是晚餐；粥可以是一个人享受的生活，也可以是一家人的团圆欢笑。粥与我们的生活，早已密不可分。

　　很多时候，品味美食和拥有健康美好的身材似乎是矛盾的，但是粥似乎是个例外。精心熬制出来的粥，不仅滋味美妙，还能带来饱腹感和满足感。粥能够为身体注入力量，促进新陈代谢，对于想要维持好身材和保持健康的人来说，这是个非常棒的选择。

　　在本章中，我们选择了能够促进机体新陈代谢和增强机体免疫力的食材。这样熬出来的粥能够让身体焕发出新的活力，让你越喝越健康。

荷叶莲子粥

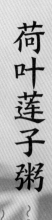

**荷影浮动
暗香来**

50min | 简单
（不含浸泡时间）

荷叶的清香味道让粥回味
无穷。仿佛来到了荷塘边
上，欣赏着荷花，品味着
荷香，心旷神怡。

🍳 做法

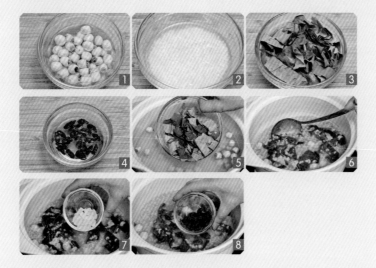

🍲 材料

大米..............100 克

干荷叶............50 克

莲子..............50 克

枸杞................5 克

冰糖..............40 克

1. 莲子洗净，提前在清水中浸泡 3 小时。

2. 大米洗净，提前在清水中浸泡 30 分钟。

3. 干荷叶洗净，提前在清水中浸泡 10 分钟。

4. 枸杞洗净，在清水中浸泡 5 分钟。

5. 砂锅中加入约 1000 毫升清水，大火烧开后放入大米、莲子和荷叶。

6. 再次烧开后转小火熬煮 35 分钟左右，用饭勺不时搅动，防止煳锅。

7. 放入冰糖，熬煮 5 分钟左右至冰糖化开。

8. 放入枸杞，继续熬煮 2 分钟左右即可关火。

烹饪秘籍

如果有新鲜荷叶，制作出的荷叶粥会更加美味。这款粥比较适合在夏季食用，冷藏后食用味道也很棒。

营养贴士

荷叶含有多种生物碱和维生素，具有清凉解暑的功效。其中的有效成分对保持身材也有一定的帮助。

绿豆百合粥

绿豆似乎特别适合夏天。炎热的天气里，来一碗沙沙的绿豆粥，清爽的口感带给人一份清凉。如果能冰镇一下再吃，感觉就更棒啦。

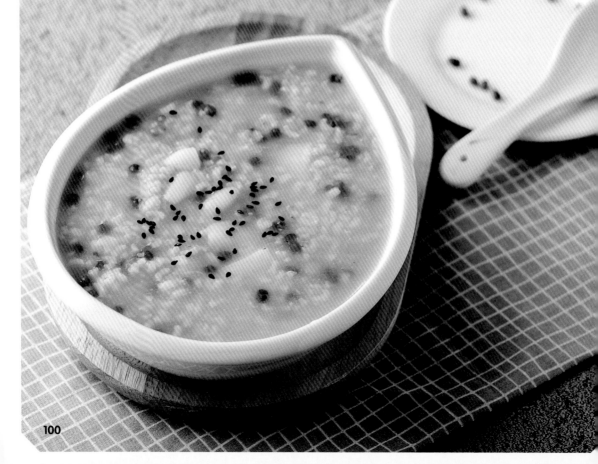

做法

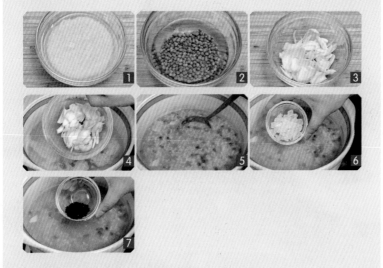

材料

大米................100 克
鲜百合.............50 克
绿豆................50 克
熟黑芝麻...........1 克
冰糖................40 克

1. 大米洗净，提前在清水中浸泡 30 分钟。

2. 绿豆洗净，提前在清水中浸泡 30 分钟。

3. 鲜百合去头、蒂，瓣成片，清洗干净。

4. 砂锅中加入约 1000 毫升清水，大火烧开后放入大米、绿豆和百合。

5. 再次煮开后转小火熬煮约 30 分钟，用饭勺不时搅动，防止煳锅。

6. 放入冰糖熬煮 5 分钟左右，至冰糖化开即可关火。

7. 锅中再加入熟芝麻搅拌均匀，盛出即可。

烹饪秘籍

夏季煮这款粥可以多放一点水，熬好后在冰箱冷藏一下会更好喝。

营养贴士

绿豆蛋白质和维生素含量丰富，其含有的活性物质能够提高身体抵抗力。绿豆具有清热消暑功效，尤其适合在夏季食用。

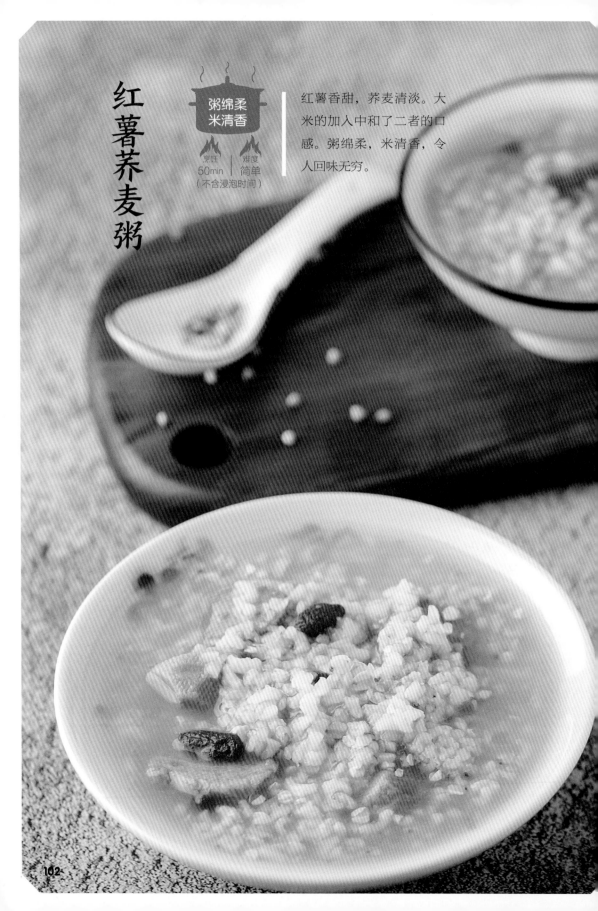

红薯荞麦粥

红薯香甜，荞麦清淡。大米的加入中和了二者的口感。粥绵柔，米清香，令人回味无穷。

🧑‍🍳 做法

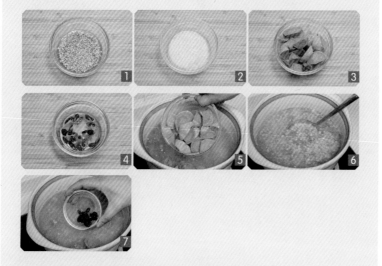

🍲 材料

红薯.............. 150 克
荞麦................50 克
大米................70 克
枸杞.................5 克

1. 荞麦洗净，提前在清水中浸泡 30 分钟。

2. 大米洗净，提前在清水中浸泡 30 分钟。

3. 红薯洗净去皮，切成 2 厘米左右的滚刀块。

4. 枸杞洗净，在清水中浸泡 5 分钟。

5. 砂锅中加入约 1100 毫升清水，大火烧开后放入荞麦、大米和红薯。

6. 继续煮开后转小火熬煮约 40 分钟，用饭勺不时搅动，防止煳锅。

7. 放入枸杞，继续熬煮 2 分钟左右即可关火。

烹饪秘籍

荞麦口感略微粗糙，搭配大米或者小米能够改善粥的口感，并且让粥的香味更浓。

营养贴士

荞麦容易消化，含有丰富的膳食纤维和微量元素，对控制血糖有一定的帮助。

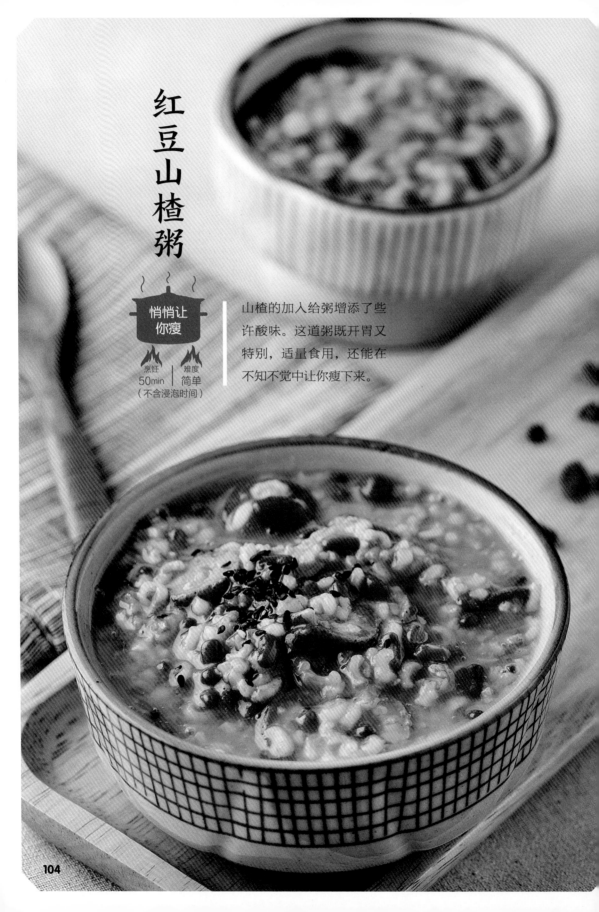

红豆山楂粥

悄悄让你瘦

烹饪
50min
（不含浸泡时间）

难度
简单

山楂的加入给粥增添了些许酸味。这道粥既开胃又特别，适量食用，还能在不知不觉中让你瘦下来。

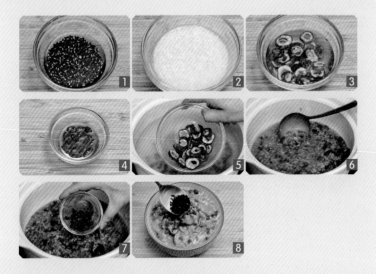

做法

材料

红豆...............50 克
山楂干...........20 克
大米...............100 克
枸杞...............5 克
熟黑芝麻...........1 克

1. 红豆洗净，提前在清水中浸泡 6~10 小时。

2. 大米洗净，提前在清水中浸泡 30 分钟。

3. 山楂干洗净，提前在清水中浸泡 10 分钟。

4. 枸杞洗净，在水中浸泡 5 分钟。

5. 砂锅中加入约 1000 毫升清水，大火烧开后放入山楂干、大米和红豆。

6. 继续煮开后转小火熬煮约 40 分钟，用饭勺不时搅动，防止煳锅。

7. 加入枸杞，熬煮 2 分钟左右即可关火。

8. 将粥盛出，表面撒上熟黑芝麻装饰。

营养贴士

山楂维生素和钙含量丰富，其酸酸的味道能够刺激唾液分泌，具有开胃和促进消化的功能。对消除体内多余脂肪有一定的帮助。

烹饪秘籍

如果不喜欢山楂的酸味，可以适当减少山楂的用量或者加适量冰糖进行调味。

胡萝卜玉米糁粥

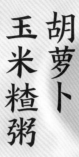

悄悄让
你瘦

烹饪
50min
（不含浸泡时间）

难度
简单

玉米的香味总给人带来一种温暖的感觉。一碗热乎乎的玉米糁粥，加上星星点点的胡萝卜丁，看起来就让人觉得温暖。

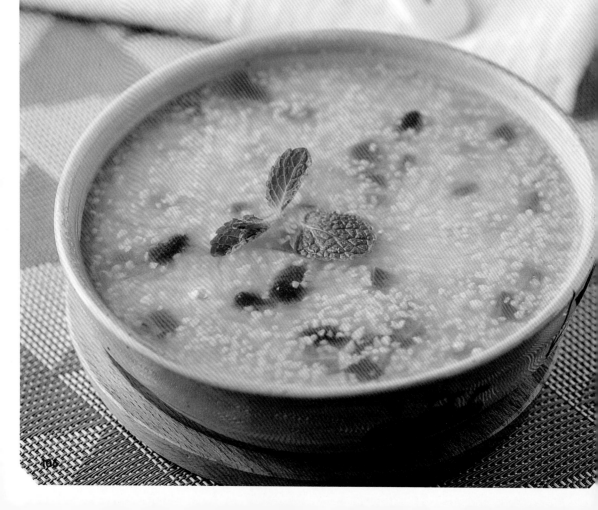

🧑‍🍳 做法

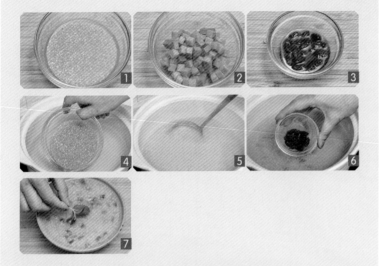

📏 材料

胡萝卜...........100 克
玉米糁.............70 克
枸杞.................5 克
薄荷叶.............2 片

1. 玉米糁洗净，提前在清水中浸泡 30 分钟。

2. 胡萝卜洗净去皮，切成 1 厘米见方的丁。

3. 枸杞洗净，在清水中浸泡 5 分钟。

4. 砂锅中加入约 1000 毫升清水，大火烧开后放入泡好的玉米糁。

5. 再次煮开后转小火熬煮 30 分钟左右，用饭勺不时搅动，防止糊锅。

6. 放入胡萝卜丁和枸杞，熬煮 2 分钟左右即可关火。

7. 将粥盛出，在表面装饰薄荷叶。

烹饪秘籍　市售玉米糁的颗粒大小会有所不同，熬煮的时间要根据实际情况进行适当调整。

营养贴士

玉米糁含有丰富的维生素和纤维素，能够为人体补充所需营养，刺激肠胃蠕动，加快身体新陈代谢。

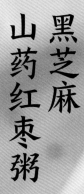

黑芝麻
山药红枣粥

由内而外的滋润

在粥中加入黑芝麻，能够让身体获得由内而外的滋养，味道也很不错呢。

烹饪
60min
（不含浸泡时间）

难度
简单

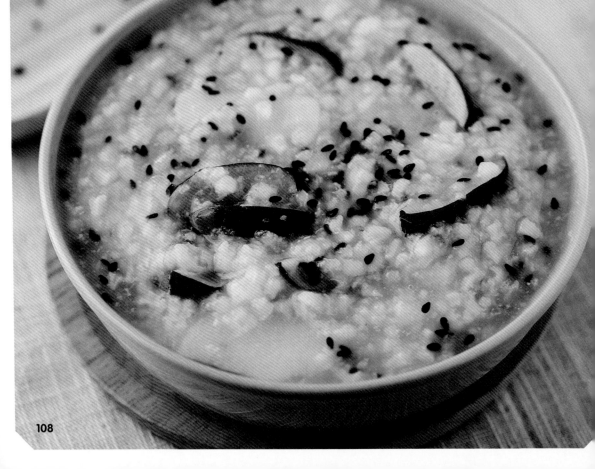

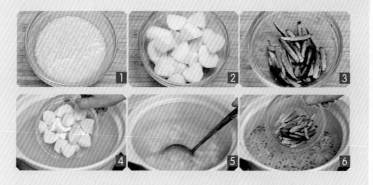

做法

材料

山药...............100 克
大米...............100 克
红枣...............40 克
熟黑芝麻.........20 克
冰糖...............40 克

1. 大米洗净，提前在清水中浸泡 30 分钟。

2. 山药洗净去皮，切成 2 厘米左右的滚刀块。

3. 红枣洗净，在温水中泡软后去核，切成丝。

4. 砂锅中加入约 1000 毫升清水，大火烧开，放入山药和泡好的大米。

5. 再次烧开后转小火熬煮约 40 分钟，用饭勺不时搅动，防止煳锅。

6. 放入熟黑芝麻、红枣丝和冰糖，小火熬煮 5 分钟左右即可关火。

烹饪秘籍

如果是女性食用，可以根据自己的喜好将冰糖换成黑糖，会更加滋补。

营养贴士

黑芝麻是一种营养丰富的食疗佳品，能够补肾养血；红枣含有丰富的维生素，具有养血的功效；山药也是药食两用佳品，能够健脾滋肾。三者搭配，能够由内而外滋补身体。

黑芝麻三米粥

颗颗粒粒
小黑点

烹饪
50min
（不含浸泡时间）

难度
简单

黑芝麻特有的香味让粥更好喝。加上几种营养丰富的米，让这道粥既美味又健康。

做法

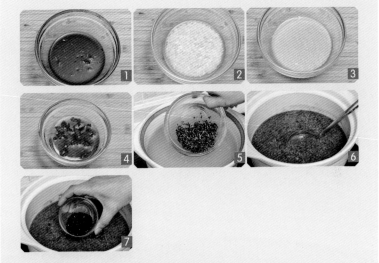

材料

大米..............40 克

小米..............40 克

紫米..............20 克

枸杞...............5 克

熟黑芝麻..........10 克

1. 紫米洗净，提前在清水中浸泡 1 小时。

2. 大米洗净，提前在清水中浸泡 30 分钟。

3. 小米洗净，提前在清水中浸泡 20 分钟。

4. 枸杞洗净，提前在清水中浸泡 5 分钟。

5. 砂锅中加入约 1000 毫升清水，大火烧开后放入泡好的大米、小米和紫米。

6. 继续煮开后转小火熬煮约 40 分钟，用饭勺不时搅动，防止煳锅。

7. 放入熟黑芝麻和枸杞，小火熬煮 3 分钟左右即可关火。

营养贴士

黑芝麻含有丰富的维生素 E，能够帮助皮肤保持细腻。紫米能够补血益气、暖脾胃，具有比较高的营养价值和药用价值。

烹饪秘籍

紫米的颜色比较重，如果想要粥的颜色更漂亮一些，就不要放太多的紫米。

板栗南瓜粥

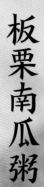

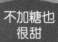
不加糖也
很甜

烹饪
55min
（不含浸泡时间）

难度
简单

板栗和南瓜赋予粥天然的香甜味道。不要加糖，就这样细细品味，你会发现，最天然的才是最美好的。

做法

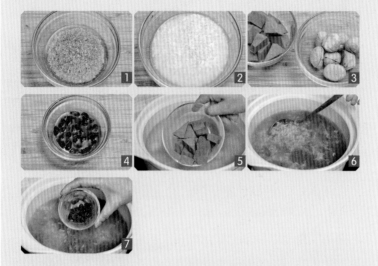

材料

板栗...............100 克
南瓜...............150 克
糙米...............30 克
大米...............80 克
枸杞...................5 克

1. 糙米洗净，提前在清水中浸泡 30 分钟。

2. 大米洗干净，提前在清水中浸泡 30 分钟。

3. 板栗洗净，剥去皮备用；南瓜洗净，去皮、瓤，切成 2 厘米见方的滚刀块。

4. 枸杞洗净，在清水中浸泡 5 分钟。

5. 砂锅中加入约 1000 毫升清水，大火烧开后放入板栗、南瓜块和泡好的糙米、大米。

6. 再次烧开后转小火熬煮约 40 分钟，用饭勺不时搅动，防止煳锅。

7. 放入枸杞，小火熬煮 2 分钟左右即可关火。

烹饪秘籍

如果购买的板栗比较大，可以提前切成小块，这样比较容易煮得软糯。

营养贴士

板栗富含蛋白质和维生素，能够健脾养胃。

糙米红薯粥

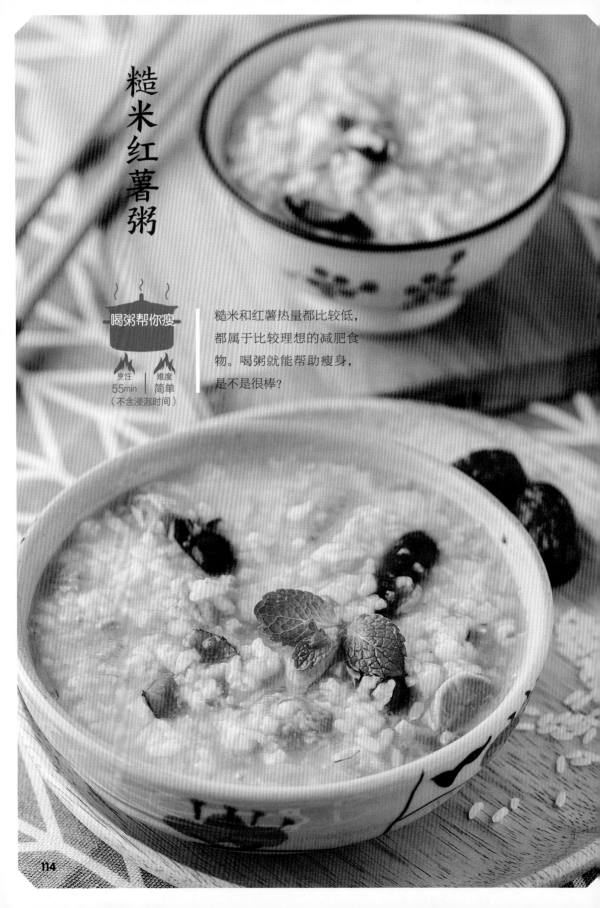

喝粥帮你瘦

烹饪
55min
（不含浸泡时间）

难度
简单

糙米和红薯热量都比较低，都属于比较理想的减肥食物。喝粥就能帮助瘦身，是不是很棒？

做法

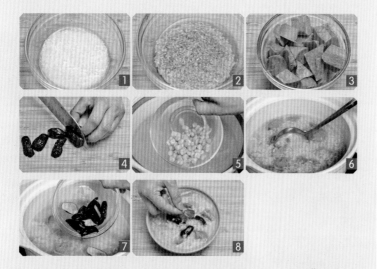

材料

大米................60 克
糙米................50 克
红薯..............150 克
红枣................20 克
薄荷叶..............2 片

1. 大米洗净，提前在清水中浸泡 30 分钟。

2. 糙米洗净，提前在清水中浸泡 30 分钟。

3. 红薯洗净，去皮，切成 2 厘米左右的滚刀块。

4. 红枣洗净，在温水中泡软后去核，切成两半。

5. 砂锅中加入约 1000 毫升清水，大火烧开后放入大米、糙米和红薯。

6. 再次煮开后转小火熬煮约 30 分钟，用饭勺不时搅动，防止糊锅。

7. 放入红枣，继续熬煮 10 分钟左右即可关火。

8. 将粥盛出，在表面装饰薄荷叶。

烹饪秘籍

如果想让粥的口感更加浓稠一些的话，可以适当加一点糯米。

营养贴士

红薯含有丰富的膳食纤维，能够加快人体消化，促进新陈代谢；糙米比较好地保留了谷物原有的营养成分，是较为理想的瘦身食品。

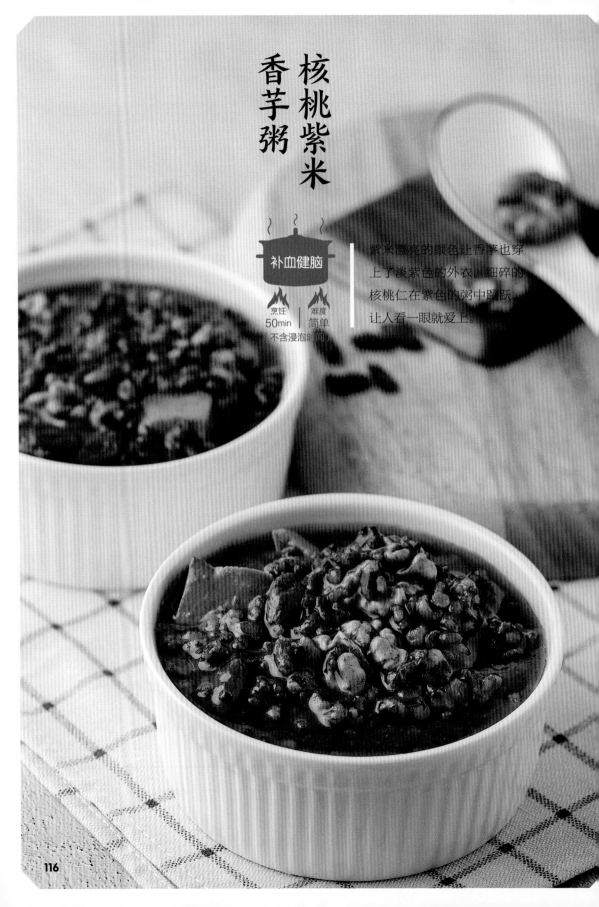

核桃紫米香芋粥

补血健脑

烹饪
50min
（不含浸泡时间）

难度
简单

紫米漂亮的颜色让香芋也穿上了淡紫色的外衣，细碎的核桃仁在紫色的粥中跳跃，让人看一眼就爱上。

做法

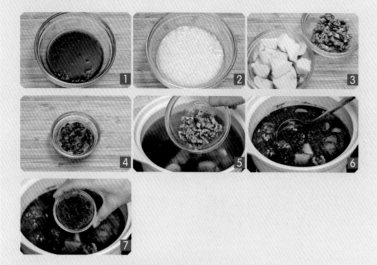

材料

香芋.............100 克
大米.............50 克
紫米.............50 克
核桃仁...........50 克
枸杞.............5 克

1. 紫米洗净，提前在清水中浸泡 1 小时。

2. 大米洗净，提前在清水中浸泡 30 分钟。

3. 核桃仁洗净，控干水备用；香芋洗净、去皮，切成 2 厘米左右的滚刀块。

4. 枸杞洗净，在清水中浸泡 5 分钟。

5. 砂锅中加入约 1000 毫升清水，大火烧开后放入核桃仁、香芋、大米和紫米。

6. 再次煮开后转小火熬煮约 40 分钟，用饭勺不时搅动，防止煳锅。

7. 放入枸杞，小火熬煮 2 分钟左右即可关火。

烹饪秘籍

因香芋比较容易煮熟，故可以晚一些放，但如果喜欢吃很软的口感，也可以一开始就将香芋放进去。

营养贴士

香芋含有丰富的植物蛋白和其他营养物质，经常食用可增强人体对疾病的抵抗能力。

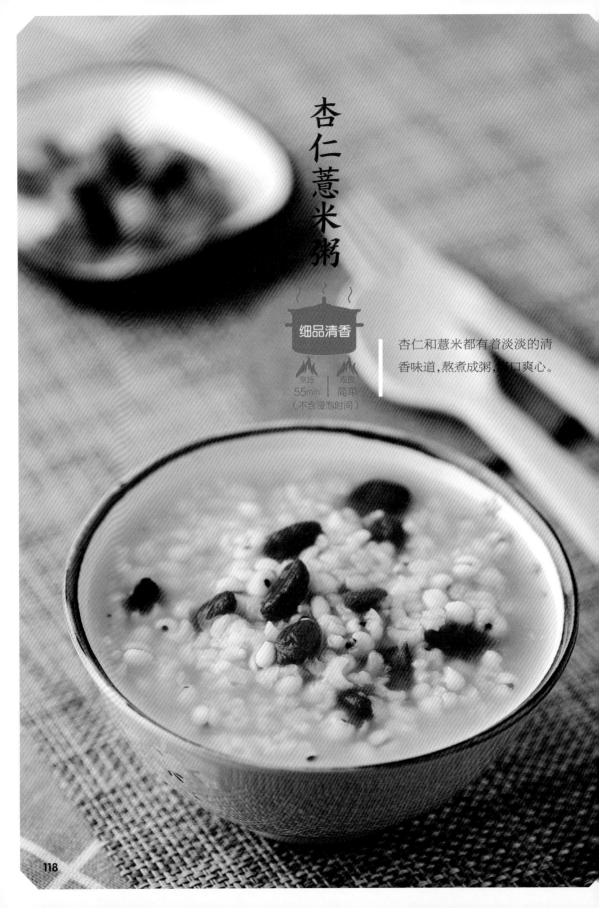

杏仁薏米粥

细品清香

烹饪
55min
（不含浸泡时间）

难度
简单

杏仁和薏米都有着淡淡的清
香味道，熬煮成粥，爽口爽心。

做法

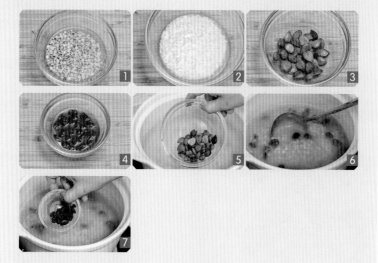

材料

薏米................50 克
大米................50 克
甜杏仁............20 克
枸杞................5 克

1. 薏米洗净，提前在清水中浸泡 4 小时。

2. 大米洗净，提前在清水中浸泡 30 分钟。

3. 甜杏仁洗净，控干水。

4. 枸杞洗净，在清水中浸泡 5 分钟。

5. 砂锅中加入约 1000 毫升清水，大火烧开后放入大米、薏米和甜杏仁。

6. 再次煮开后转小火熬煮约 40 分钟，用饭勺不时搅动，防止煳锅。

7. 放入枸杞，小火熬煮约 2 分钟即可关火。

烹饪秘籍

1. 杏仁有甜杏仁和苦杏仁之分，苦杏仁有微毒，食用的时候要去皮、尖，且需控制食用量。

2. 购买的时候尽量购买甜杏仁，需要注意的是，甜杏仁的食用量也不宜过多。

营养贴士

薏米含有多种矿物质、维生素，营养价值比较高，被称为"生命健康之禾"，能够促进人体新陈代谢，减轻肠胃负担。

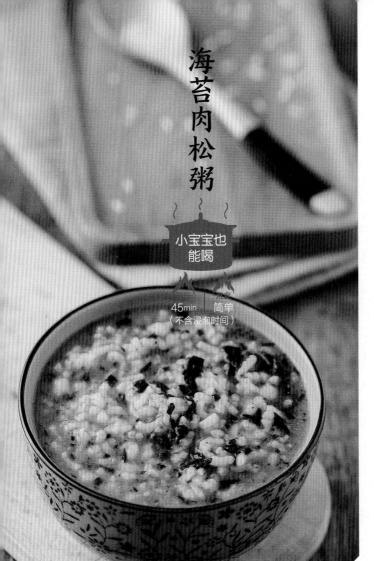

海苔肉松粥

小宝宝也能喝

45min 简单
(不含浸泡时间)

用简单的食材也能做出好味道的粥，没有烦琐的步骤，轻松就能搞定。

材料

大米..............100 克
猪肉松..............30 克
海苔..................1 片
橄榄油............1 茶匙

烹饪秘籍

如果给小宝宝喝，可以自制一些肉松，这样添加剂更少，吃起来更加放心。

营养贴士

海苔含有丰富的维生素、纤维素和矿物质，尤其含有丰富的硒和碘，有利于促进儿童生长发育，也有利于延缓衰老。

做法

1. 大米洗净，提前在清水中浸泡 30 分钟。

2. 海苔用剪刀剪碎。

3. 砂锅中加入约 1000 毫升清水，大火烧开后放入泡好的大米。

4. 继续煮开后转小火熬煮约 40 分钟，用饭勺不时搅动，防止煳锅。

5. 滴入几滴橄榄油，搅拌均匀后即可关火。

6. 在粥的表面撒上海苔和肉松，食用时搅拌均匀即可。

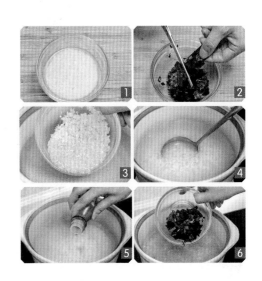

南瓜的甜蜜味道搭配苦荞特有的麦香非常诱人。山药的加入带来更丰富的营养。

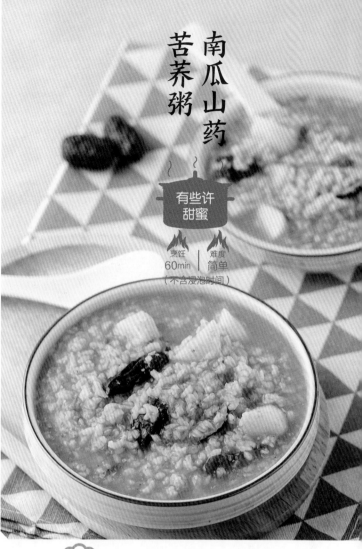

南瓜山药苦荞粥

有些许甜蜜

烹饪 60min（不含浸泡时间）　难度 简单

材料

南瓜	100 克
山药	100 克
苦荞	50 克
大米	50 克
红枣	30 克

烹饪秘籍

如果喜欢软糯的口感，可将大米替换为糯米。

营养贴士

苦荞具有降血脂的作用，适量食用苦荞，对人体血糖、血脂的调节有一定的帮助。

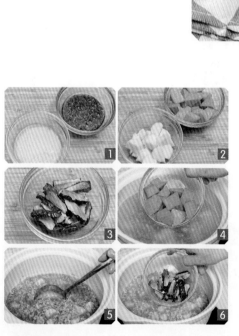

做法

1. 苦荞、大米分别洗净，提前在清水中浸泡30 分钟。

2. 南瓜洗净，去皮、瓤；山药洗净，去皮；二者均切成 2 厘米左右的滚刀块。

3. 红枣在温水中泡软，去掉枣核后切条。

4. 砂锅中加入约 1000 毫升清水，大火烧开后放入南瓜、山药以及泡好的苦荞和大米。

5. 继续煮开后转小火熬煮约 40 分钟，用饭勺不时搅动，防止煳锅。

6. 放入红枣，继续熬煮 5 分钟左右即可关火。

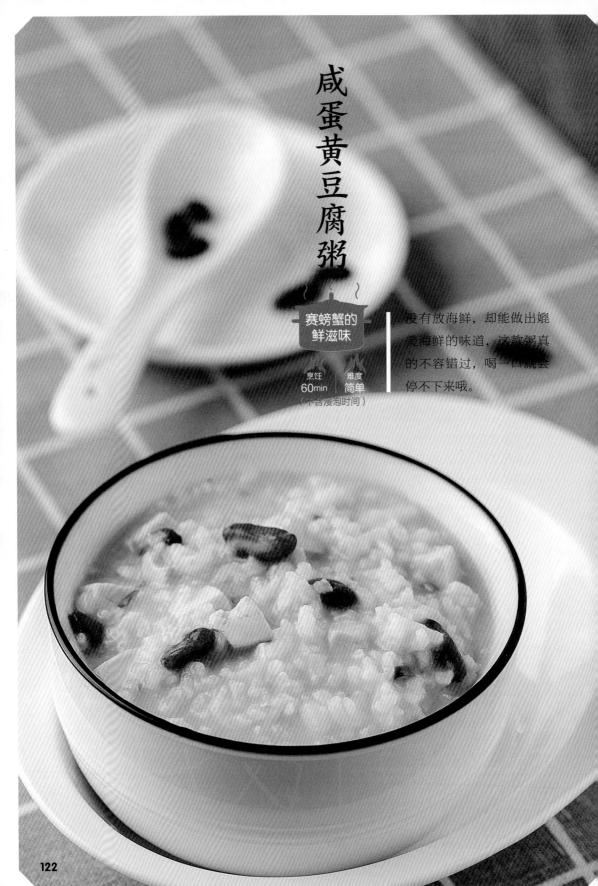

咸蛋黄豆腐粥

赛螃蟹的鲜滋味

烹饪
60min
（不含浸泡时间）

难度
简单

没有放海鲜，却能做出媲美海鲜的味道，这款粥真的不容错过，喝一口就会停不下来哦。

材料		调料	
咸鸭蛋	2 个	油	2 茶匙
大米	100 克	香葱	1 棵
豆腐	100 克		
枸杞	5 克		

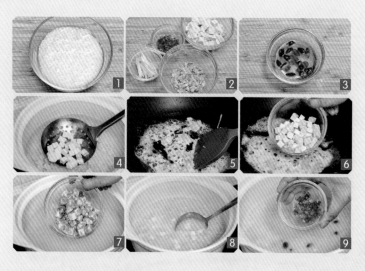

豆腐含有丰富的大豆蛋白。这是一种优质的植物蛋白质。豆腐不含有胆固醇，对身体健康有益。

烹饪秘籍

 做法

1. 大米洗净，提前在清水中浸泡 30 分钟。

2. 咸鸭蛋蒸熟，将咸蛋黄取出放入小碗中，用勺子压成泥；豆腐洗净，切成 1 厘米见方的块；香葱洗净，葱白切成葱丝，葱叶切成葱花。

3. 枸杞洗净，在清水中浸泡 5 分钟。

4. 砂锅中加入约 1000 毫升清水，煮开后放入豆腐块，再次煮沸后将豆腐块捞出，控干，放入碗中备用。

5. 炒锅中放入油，烧至六成热后放入葱白丝煸炒出香味，放入咸鸭蛋黄煸炒至起沙。

6. 放入豆腐继续煸炒片刻，盛出备用。

7. 砂锅中加入约 1000 毫升清水，大火烧开后放入泡好的大米和煸炒过的豆腐。

8. 再次烧开后转小火熬煮 40 分钟左右，用饭勺不时搅动，防止煳锅。

9. 放入枸杞，小火熬煮 2 分钟左右，出锅前撒上葱花即可关火。

营养贴士　　咸蛋黄本身就带有一定的咸味，因此粥中是否加盐要根据自己的口味调整。

田园养生粥

五颜六色
真漂亮

烹饪
60min
（不含浸泡时间）

难度
简单

五颜六色的蔬菜在粥中翻滚，一锅粥因此变得分外动人。如此暖心的粥品，与家人一起分享是多么幸福的事情。

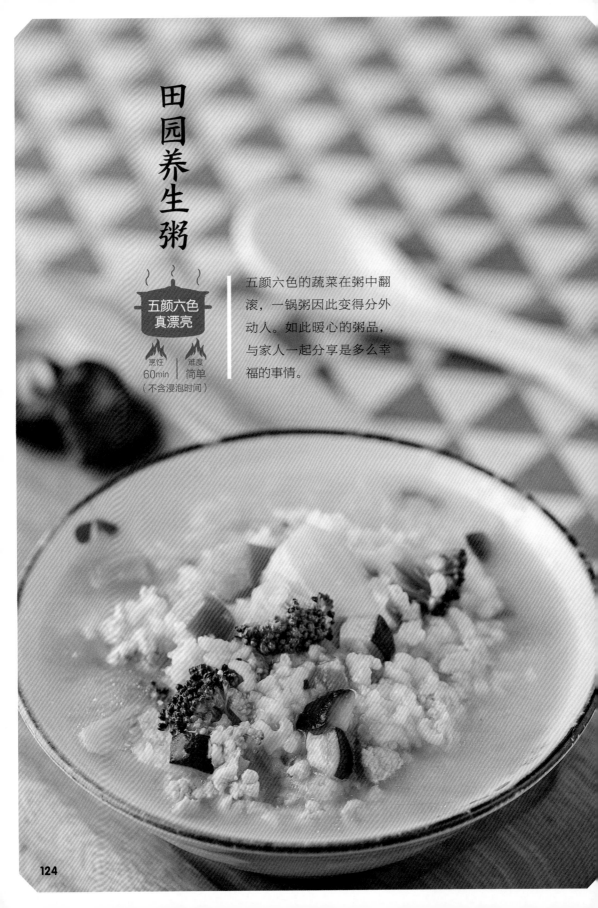

材料		调料	
山药..............50 克	鲜香菇..............2 个	油..............2 茶匙	
胡萝卜..............30 克	里脊肉..............70 克	盐..............2 克	
西蓝花..............30 克	大米..............100 克	香葱..............1 棵	

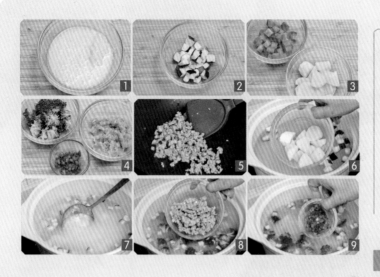

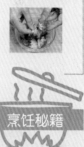

西蓝花尽量掰得小一些，这样比较容易煮熟而且在粥中能够分布均匀。

烹饪秘籍

 做法

1. 大米洗净，提前在清水中浸泡 30 分钟。

2. 鲜香菇洗净，去蒂，切成 1 厘米见方的丁。

3. 山药去皮，洗净，切成 2 厘米左右的滚刀块；胡萝卜洗净，去皮，切成 1 厘米见方的丁。

4. 里脊肉洗净，控干水，剁成肉末；西蓝花洗净，控干水，掰成小朵；香葱洗净后取葱叶，切成葱花。

5. 炒锅中放入油，烧至七成热后放入肉末滑炒至变色，盛出。

6. 砂锅中加入约 1000 毫升清水，大火烧开后放入山药块、大米和香菇。

7. 继续煮开后转小火熬煮约 40 分钟，用饭勺不时搅动，防止煳锅。

8. 放入胡萝卜丁、肉末和西蓝花，继续熬煮 3 分钟左右。

9. 加入盐调味，撒上葱花搅匀即可关火。

营养贴士　五颜六色的食材各有各的特色，不同的组合带来丰富的营养搭配，让每餐获得的营养物质更加全面，让身体更健康。

紫菜瘦肉粥

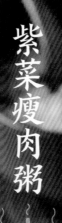

爽滑鲜美喝不腻

烹饪 60min
难度 中级
（不含浸泡、腌制时间）

紫菜和里脊肉有各自不同的鲜美味道。两种味道交叉融合，爽滑的紫菜又丰富了粥的口感，怎么都喝不腻。

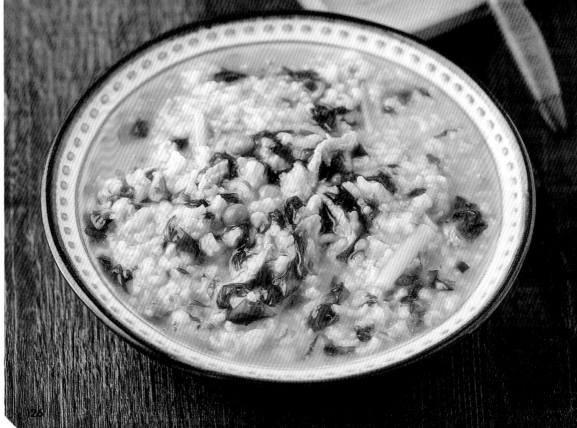

材料	大米...............100 克	调料	盐......................2 克	料酒..............2 茶匙
	里脊肉.............80 克		香葱.....................1 棵	淀粉..................5 克
	豌豆..............30 克		生姜.................10 克	
	紫菜..............5 克		生抽...............2 茶匙	

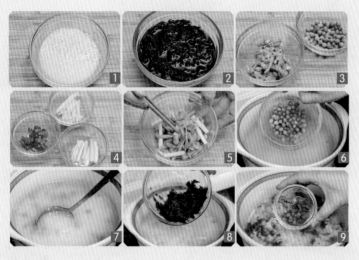

紫菜含有丰富的营养，经常食用有助于提高机体免疫力。

烹饪秘籍

做法

1. 大米洗净，提前在清水中浸泡 30 分钟。

2. 紫菜洗净，在清水中浸泡 10 分钟。

3. 里脊肉洗净，控干水，切成约 0.5 厘米粗、4 厘米长的丝；豌豆洗净，控干水。

4. 香葱洗净，将葱白切成段，葱叶切成葱花；生姜洗净，去皮，切成姜丝。

5. 将里脊肉丝放入大碗中，加入葱白段、姜丝、料酒、生抽、淀粉，抓匀后腌制 20 分钟。

6. 砂锅中加入约 1000 毫升清水，大火烧开后放入豌豆和泡好的大米。

7. 再次烧开后转小火熬煮约 40 分钟，用饭勺不时搅动，防止煳锅。

8. 放入里脊肉丝和紫菜，继续煮 5 分钟左右。

9. 放入盐调味，最后撒上葱花即可关火。

营养贴士　超市买的紫菜多数有料包，但是味道会很重，如果用料包调味的话要尽量控制用量。

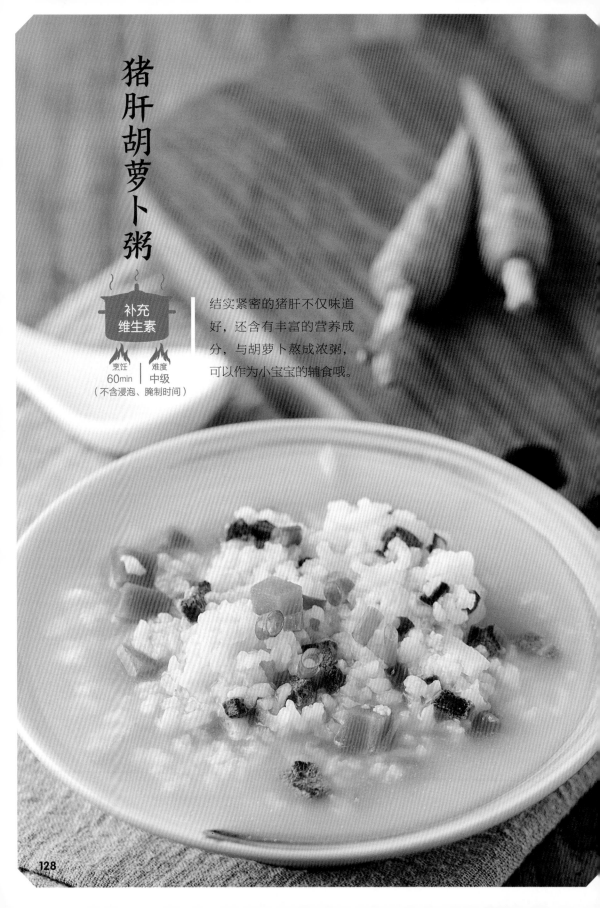

猪肝胡萝卜粥

补充
维生素

烹饪
60min
（不含浸泡、腌制时间）

难度
中级

结实紧密的猪肝不仅味道好，还含有丰富的营养成分，与胡萝卜熬成浓粥，可以作为小宝宝的辅食哦。

材料		调料			
	猪肝..............100 克		油..................2 茶匙	生姜..............10 克	
	胡萝卜............50 克		盐..................2 克	料酒..............2 茶匙	
	大米..............100 克		香葱..............1 棵	生抽..............2 茶匙	

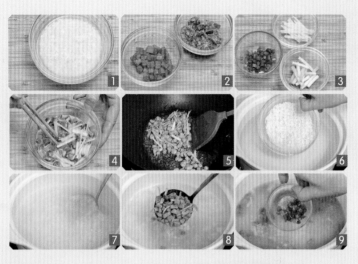

猪肝也可以剁成蓉，这样可以更好地融入粥中。

烹饪秘籍

 做法

1. 大米洗净，提前在清水中浸泡 30 分钟。

2. 猪肝洗净，切成 0.5 厘米见方的丁；胡萝卜洗净，去皮，切成 0.5 厘米见方的丁。

3. 香葱洗净，将葱白切成段，葱叶切成葱花；生姜洗净，去皮，切成丝。

4. 将猪肝丁放入大碗中，加入葱白段、姜丝、料酒、生抽抓匀后腌制 20 分钟。

5. 炒锅中放入油，烧至七成热后放入猪肝丁滑炒至变色盛出。

6. 砂锅中加入约 1000 毫升清水，大火烧开后放入泡好的大米。

7. 再次烧开后转小火熬煮约 30 分钟，用饭勺不时搅动，防止煳锅。

8. 放入猪肝丁、胡萝卜丁继续熬煮 15 分钟。

9. 放入盐调味，最后撒上葱花即可关火。

营养贴士　　猪肝富含铁，有补血功效，还能够强身健体。同时，猪肝富含维生素 A，胡萝卜富含胡萝卜素，能够起到护肝明目的功效。

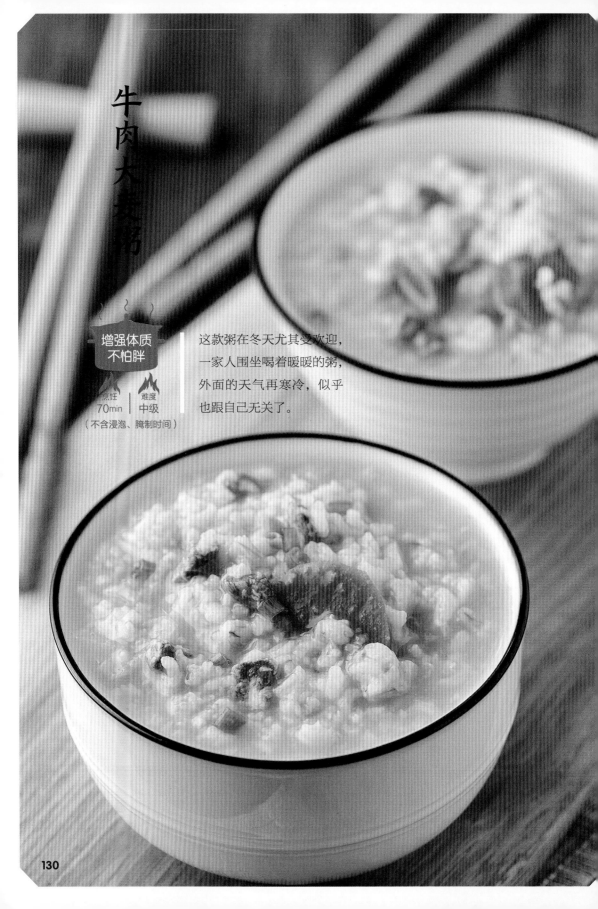

牛肉大麦粥

增强体质不怕胖

烹饪 70min ｜ 难度 中级

（不含浸泡、腌制时间）

这款粥在冬天尤其受欢迎，一家人围坐喝着暖暖的粥，外面的天气再寒冷，似乎也跟自己无关了。

材料		调料			
牛肉	100 克	盐	2 克	料酒	2 茶匙
大米	80 克	香葱	1 棵		
大麦	50 克	生姜	15 克		
胡萝卜	30 克	生抽	2 茶匙		

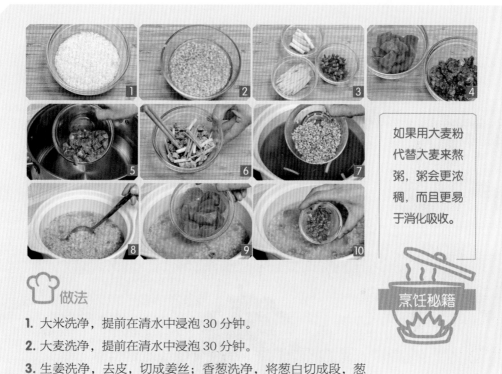

如果用大麦粉代替大麦来熬粥，粥会更浓稠，而且更易于消化吸收。

烹饪秘籍

做法

1. 大米洗净，提前在清水中浸泡 30 分钟。

2. 大麦洗净，提前在清水中浸泡 30 分钟。

3. 生姜洗净，去皮，切成姜丝；香葱洗净，将葱白切成段，葱叶切成葱花。

4. 牛肉洗净，切成 0.5 厘米见方的肉丁；胡萝卜去皮，洗净，切成 2 厘米左右的滚刀块。

5. 锅中放入牛肉丁，加入没过食材的凉水，煮开后撇去表面的浮沫，将牛肉丁捞出再次清洗干净。

6. 将牛肉丁放入大碗中，加入料酒、生抽、葱段、姜丝抓匀，腌制 20 分钟。

7. 砂锅中加入约 1000 毫升清水，大火烧开后放入牛肉丁、大米和大麦。

8. 再次烧开后转小火熬煮约 40 分钟，用饭勺不时搅动，防止煳锅。

9. 加入胡萝卜，继续熬煮 3 分钟左右。

10. 最后加入盐和葱花，搅匀后即可关火。

营养贴士　　大麦含有丰富的可溶性膳食纤维，具有比较好的降脂效果，是一种理想的保健食品。

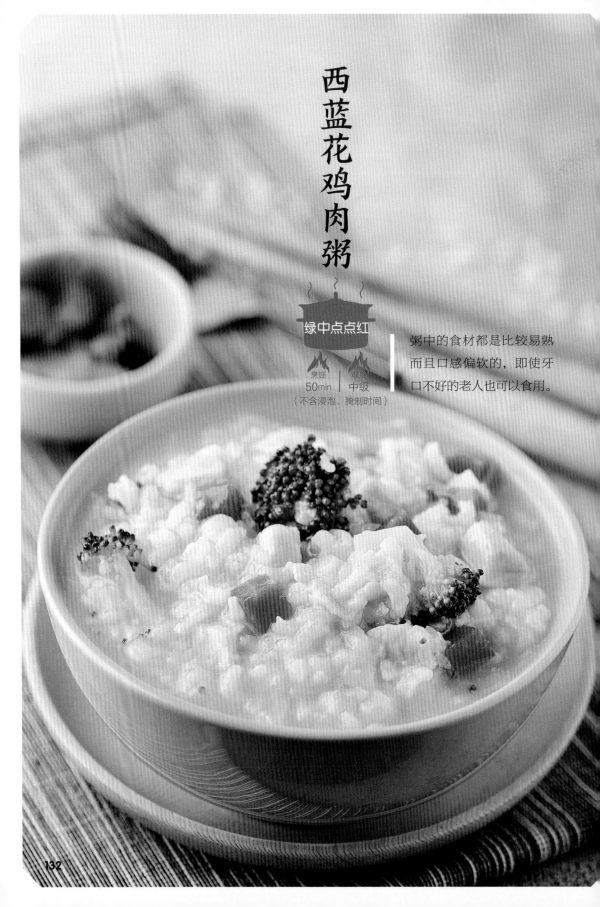

西蓝花鸡肉粥

绿中点点红

烹饪 50min
难度 中级
（不含浸泡、腌制时间）

粥中的食材都是比较易熟而且口感偏软的，即使牙口不好的老人也可以食用。

做法

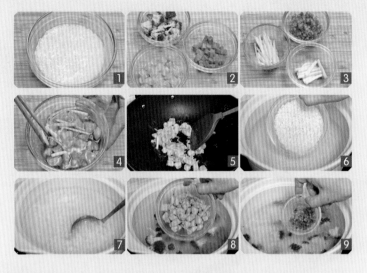

材料

鸡胸肉...........100 克
西蓝花...........70 克
胡萝卜...........30 克
大米.............100 克

调料

盐.....................2 克
油....................2 茶匙
生抽..................2 茶匙
料酒..................2 茶匙
淀粉..................5 克
香葱..................1 棵
生姜..................10 克

1. 大米洗净，提前在清水中浸泡 30 分钟。

2. 胡萝卜洗净，去皮，切成 0.5 厘米见方的丁；鸡胸肉洗净，控干水，切成 0.5 厘米见方的丁；西蓝花洗净，控干水，掰成小朵。

3. 香葱洗净，将葱白切成段，葱叶切成葱花；生姜洗净，去皮，切成姜丝。

4. 将鸡肉丁放入大碗中，加入葱白段、姜丝、料酒、生抽、淀粉，抓匀后腌制 20 分钟。

5. 炒锅中放入油，烧至七成热后放入鸡肉丁滑炒至变色，盛出。

6. 砂锅中加入约 1000 毫升清水，大火烧开后放入泡好的大米。

7. 再次烧开后转小火熬煮约 40 分钟，用饭勺不时搅动，防止煳锅。

8. 放入鸡肉丁、胡萝卜丁和西蓝花，继续熬煮 3 分钟。

9. 放入盐调味，最后撒上葱花即可关火。

烹饪秘籍

不同部位的鸡肉口感会略有不同。熬粥时，推荐选择鸡胸肉或者鸡腿肉，这两个部位肉质细嫩且便于处理，能够提升粥的口感。

营养贴士

西蓝花营养价值很高，含有比其他蔬菜更全面的矿物质，能够提高机体免疫力。

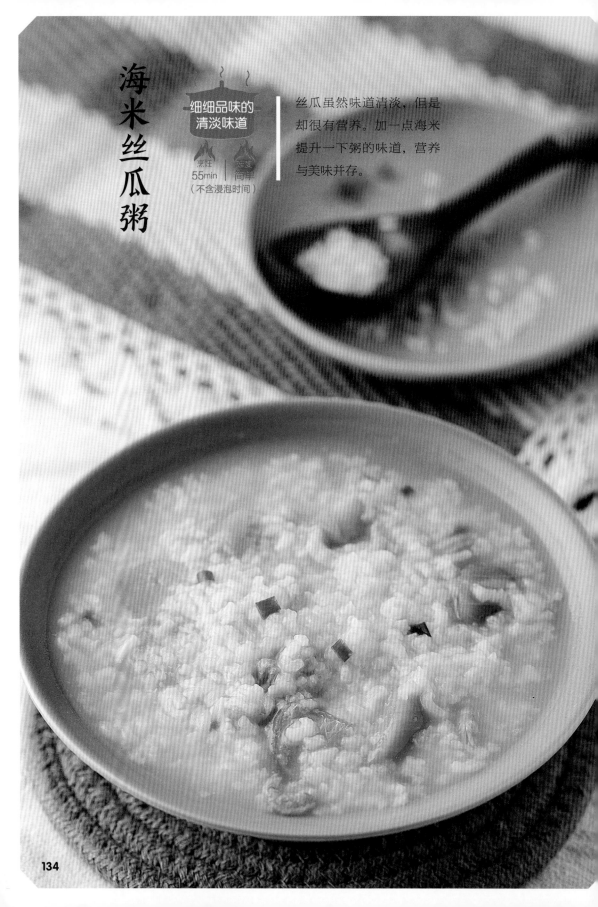

海米丝瓜粥

细细品味的
清淡味道

烹饪
55min
（不含浸泡时间）

难度
简单

丝瓜虽然味道清淡，但是
却很有营养。加一点海米
提升一下粥的味道，营养
与美味并存。

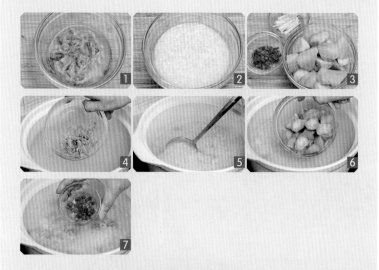

做法

材料

干海米............20 克
丝瓜..............150 克
大米..............100 克

调料

盐....................12 克
油..................2 茶匙
香葱..................1 棵

1. 干海米洗净，提前在清水中浸泡 1 小时。

2. 大米洗净，提前在清水中浸泡 30 分钟。

3. 丝瓜洗净，去皮，切成 2 厘米左右的滚刀块；香葱洗净，将葱白切成丝，葱叶切成葱花。炒锅中放油，烧至六成热后放入葱白煸炒出香味，放入丝瓜块煸炒至变软后盛出。

4. 砂锅中加入约 1000 毫升清水，大火烧开后放入泡好的大米和海米。

5. 再次煮开后转小火熬煮约 40 分钟，用饭勺不时搅动，防止糊锅。

6. 加入丝瓜块，继续熬煮 5 分钟左右。

7. 出锅前加入盐调味，最后放入葱花即可关火。

烹饪秘籍

丝瓜比较容易熟，如果不煸炒的话可以在粥快煮好的时候直接入锅。

营养贴士

丝瓜含有丰富的维生素和纤维素，并且其维生素 C 的含量比较高，是公认的美容食物，具有一定的美白功效。

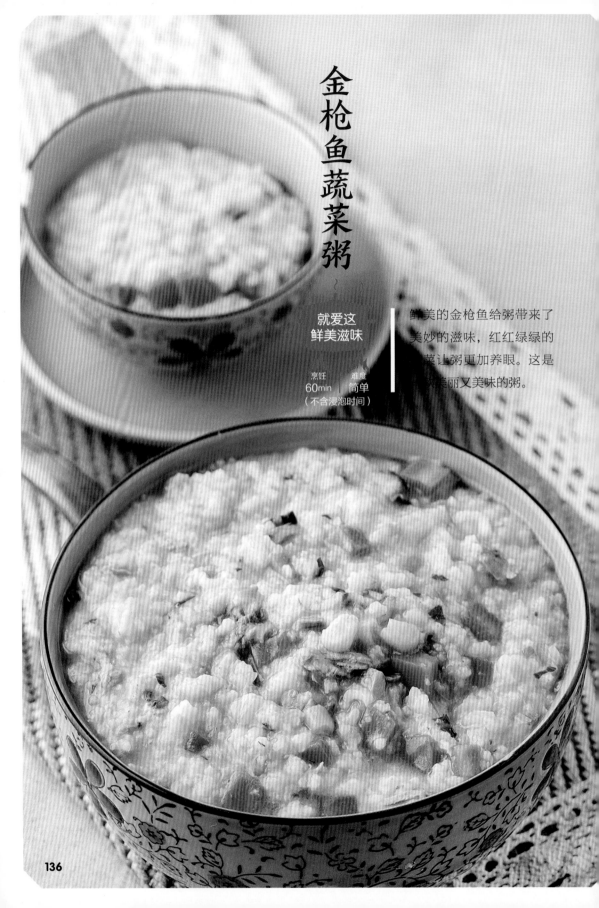

金枪鱼蔬菜粥

就爱这鲜美滋味

鲜美的金枪鱼给粥带来了美妙的滋味，红红绿绿的蔬菜让粥更加养眼。这是款美丽又美味的粥。

烹饪 60min（不含浸泡时间）　难度 简单

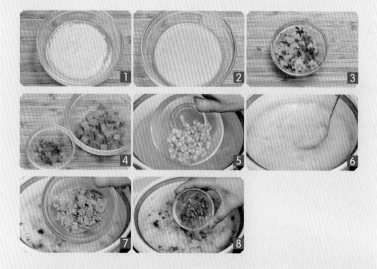

做法

材料

金枪鱼
（罐装的）....150 克
油菜................1 棵
胡萝卜...........30 克
玉米粒...........30 克
小米................50 克
大米................50 克

调料

香葱................1 棵
盐....................1 克

1. 大米洗净，提前在清水中浸泡 30 分钟。

2. 小米洗净，提前在清水中浸泡 20 分钟。

3. 油菜去掉根部以后将叶子掰下，清洗干净，放入开水锅中焯烫一下即捞出，晾凉后切成油菜碎。

4. 胡萝卜洗净，去皮，切成 0.5 厘米见方的丁；香葱洗净，将葱叶切成葱花。

5. 砂锅中加入约 1000 毫升清水，大火烧开后放入大米、小米和玉米粒。

6. 再次烧开后转小火熬煮约 40 分钟，用饭勺不时搅动，防止糊锅。

7. 放入金枪鱼、胡萝卜丁和油菜碎，继续小火熬煮约 3 分钟。

8. 出锅前加入盐，撒上葱花搅匀即可关火。

烹饪秘籍

金枪鱼罐头的汁也不要浪费哦。根据自己的口味把它加到粥里面，会让粥更加美味。

营养贴士

金枪鱼蛋白质含量高、脂肪含量低，还含有维生素和矿物质，在降低胆固醇、保护肝脏方面有比较重要的作用。

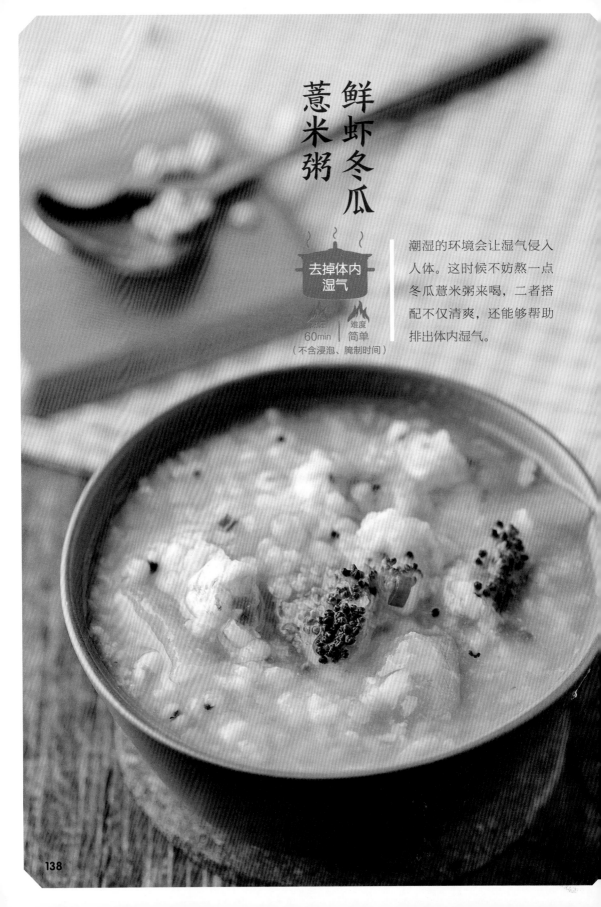

鲜虾冬瓜薏米粥

烹饪
60min
（不含浸泡、腌制时间）

难度
简单

潮湿的环境会让湿气侵入人体。这时候不妨熬一点冬瓜薏米粥来喝，二者搭配不仅清爽，还能够帮助排出体内湿气。

材料		调料			
冬瓜	100 克	盐	2 克	生姜	10 克
鲜虾	150 克	料酒	2 茶匙	香葱	1 棵
薏米	50 克	淀粉	5 克		
大米	80 克	大蒜	10 克		
西蓝花	50 克				

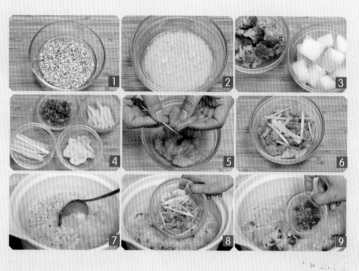

虾仁也可以剁碎一些，这样能在粥中分布得更加均匀，令人每一口都能喝到鲜美的滋味。

烹饪秘籍

做法

1. 薏米洗净，提前在清水中浸泡 4 小时。

2. 大米洗净，提前在清水中浸泡 30 分钟。

3. 冬瓜洗净，去掉皮和瓤，切成 2 厘米左右的滚刀块；西蓝花洗净，控干水，掰成小朵。

4. 大蒜去皮，切成片；生姜洗净，去皮，切成丝；香葱洗净，将葱白切成丝，葱叶切成葱花。

5. 鲜虾洗净，去头、壳，在背部划开一刀，用牙签挑出虾线。

6. 将虾仁切段，放在容器中，加入蒜片、葱白丝、姜丝、料酒、淀粉，用手抓匀后腌制 20 分钟。砂锅中加入约 1000 毫升清水，大火烧开后放入薏米、大米和冬瓜。

7. 再次烧开后转小火熬煮 40 分钟左右，用饭勺不时搅动，防止煳锅。

8. 放入西蓝花和腌好的虾仁，熬煮 5 分钟左右。

9. 放入盐调味，出锅前撒上葱花即可关火。

营养贴士　冬瓜和薏米都含有丰富的膳食纤维，都属于能够帮助排出体内湿气的食物，适当用其进行食补，能够让身体感觉更轻松。

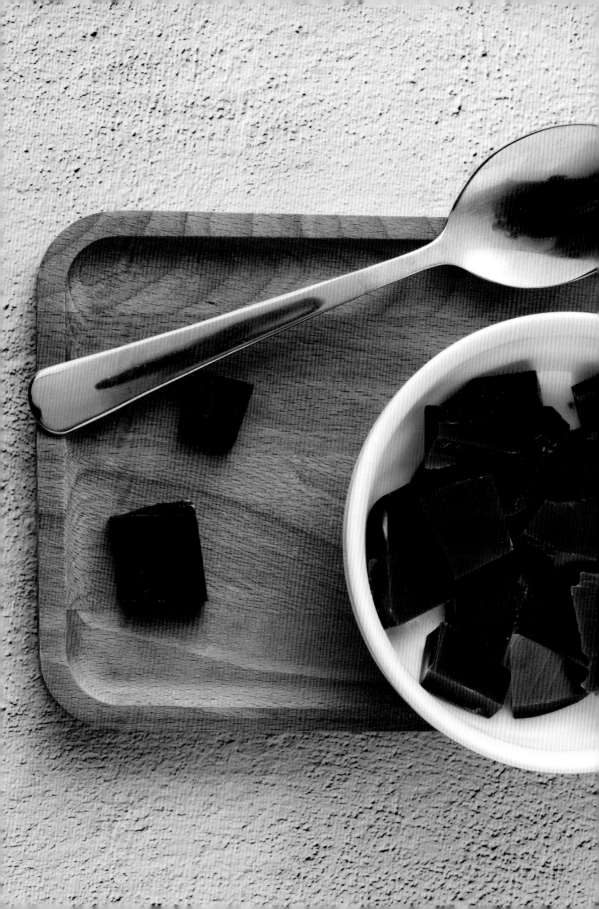

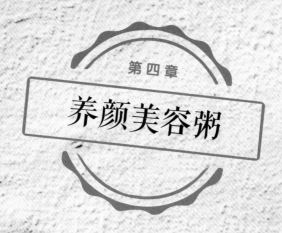

第四章

养颜美容粥

几千年的历史长河中，食粥已经成为一种文化，成为我国饮食文化的精粹之一。聪明的人民将粥的各项功效细细发掘，并加以不断发挥，让食粥成为了一种习惯。

对于爱美的女性来说，食粥还有养颜美容的功效。除了日常的护理外，食补也是必不可少的美容养颜途径。比起购买昂贵的化妆品进行保养，每天为自己煲一碗暖暖的粥，似乎更容易实现。

粥的养颜美容功效可不仅是通过加入一些食材来实现。更为重要的是，粥能够为身体带来营养，通过五脏的内在调理，促进机体的新陈代谢，从而让身体充满健康气息。只有健康美，才能够经得起时间的考验。

在本章，我们精心选择了一些具有养颜美容功效的粥，让你越喝越美。当然，我们更希望爱美不局限于喝粥，而是成为每个人日常生活的一部分。更宠爱自己一些吧，一碗好粥，让你越喝越美丽。

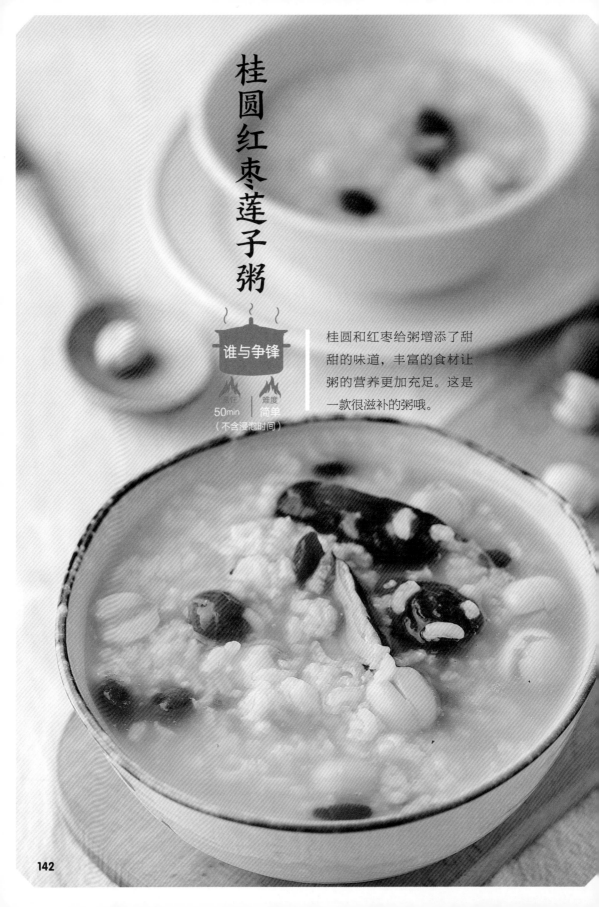

桂圆红枣莲子粥

谁与争锋

耗时
50min
（不含浸泡时间）

难度
简单

桂圆和红枣给粥增添了甜甜的味道，丰富的食材让粥的营养更加充足。这是一款很滋补的粥哦。

做法

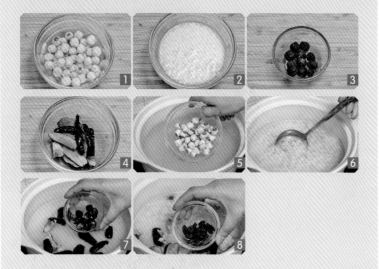

材料

大米..............100 克
干桂圆.............20 克
红枣..............30 克
莲子..............50 克
枸杞..................5 克

1. 莲子洗净，提前在清水中浸泡 3 小时。

2. 大米洗净，提前在清水中浸泡 30 分钟。

3. 干桂圆剥皮，洗净，备用。

4. 红枣洗净，在温水中泡软后去核，切成两半。枸杞洗净，在清水中浸泡 5 分钟。

5. 砂锅中加入约 1000 毫升清水，大火烧开后放入泡好的莲子和大米。

6. 再次煮开后转小火熬煮约 30 分钟至食材软烂，用饭勺不时搅动，防止煳锅。

7. 放入红枣和干桂圆，继续熬煮 10 分钟左右。

8. 放入枸杞继续熬煮 2 分钟左右即可关火。

营养贴士

桂圆含有多种维生素和氨基酸，能够对身体进行温和的滋补，具有补血的功效；红枣含有丰富的钙和铁等营养素，能够补虚益气，提高人体免疫力。

烹饪秘籍

粥中可以根据自己的喜好加一点冰糖、蜂蜜或者黑糖进行调味，会更好喝哦。

阿胶红枣粥

烹饪
60min
（不含浸泡时间）

难度
简单

阿胶入药历史悠久，自古
以来就被誉为"补血圣药"。
在粥中放一点阿胶，能够
补血养血。

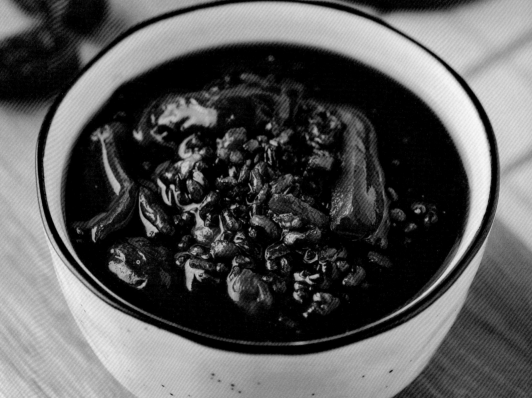

🍞 做法

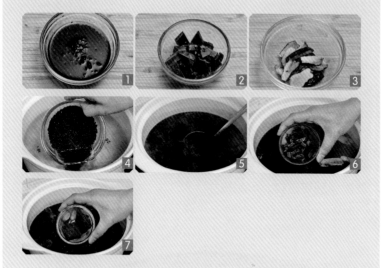

📷 材料

阿胶..............30 克
红枣..............30 克
黑米.............100 克
黑糖..............30 克
枸杞...............5 克

1. 黑米洗净，提前在清水中浸泡 1 小时。

2. 阿胶捣碎后放入碗中，备用。

3. 红枣洗净，在温水中泡软后去核，切成两半。枸杞洗净，在清水中浸泡 5 分钟。

4. 砂锅中加入约 1000 毫升清水，大火烧开后放入泡好的黑米。

5. 再次煮开后转小火熬煮约 30 分钟，用饭勺不时搅动，防止煳锅。

6. 放入阿胶和红枣，继续熬煮 20 分钟左右至阿胶在粥中化开。

7. 放入枸杞和黑糖继续熬煮 2 分钟左右即可关火。

烹饪秘籍

阿胶捣碎后在锅中蒸化，然后再倒入粥中，可以缩短熬粥时间。

营养贴士

阿胶含有丰富的胶原蛋白和微量元素，能够为人体补充营养，让身体的气血更足。

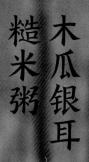

木瓜银耳糙米粥

温暖软糯

烹饪 80min
（不含浸泡时间）

难度 简单

甜蜜软糯的木瓜营养很丰富。温暖的颜色让粥变得灵动，清香的气味给粥增添了别样味道。虽然是一碗粥，但吃起来像是甜品。

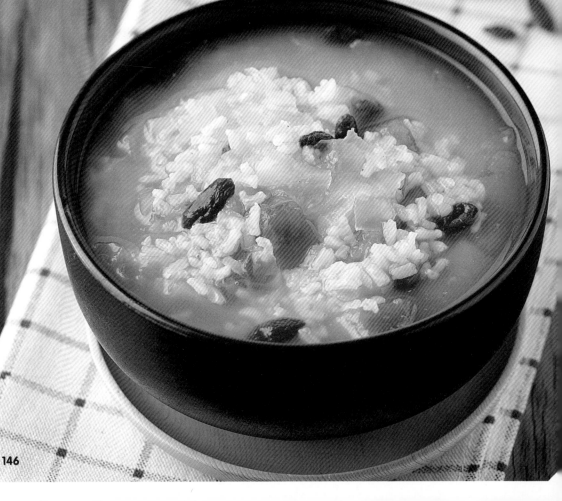

材料		
木瓜...............150 克	糯米...............50 克
银耳...............半朵	枸杞...............5 克
糙米...............50 克	冰糖...............50 克

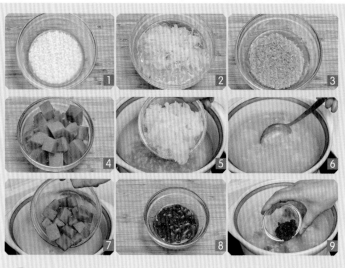

木瓜要最后放，不要熬煮时间太久，否则会使木瓜中的营养物质流失掉。

烹饪秘籍

做法

1. 糯米洗净，提前在清水中浸泡 3 小时。

2. 银耳洗净，在凉水中浸泡 3 小时左右。

3. 糙米洗净，提前在清水中浸泡 30 分钟。

4. 木瓜洗净后去皮、去籽，切成 2 厘米见方的小块。将泡发好的银耳撕成小朵，再次清洗干净。

5. 砂锅中加入约 1100 毫升清水，大火烧开后放入糙米、糯米和银耳。

6. 再次烧开后转小火熬煮约 50 分钟，用饭勺不时搅动，防止煳锅。

7. 放入木瓜和冰糖，继续熬煮 10 分钟左右。

8. 枸杞洗净，在清水中浸泡 5 分钟。

9. 放入枸杞，继续熬煮 2 分钟左右即可关火。

营养贴士　木瓜含有丰富的维生素，能够增强人体免疫力，其中的一些有效成分还能够帮助人体对食物进行消化和吸收，有健脾消食的作用。

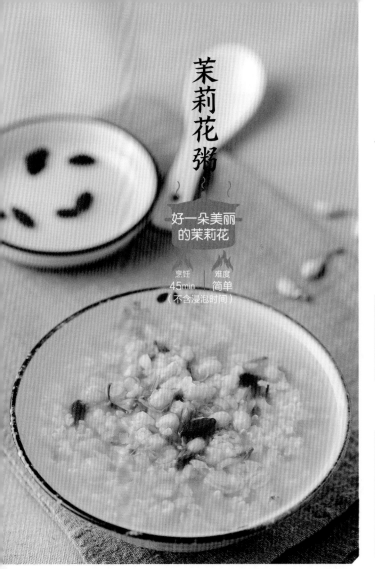

茉莉花粥

好一朵美丽
的茉莉花

烹饪
45min
（不含浸泡时间）

难度
简单

将美丽清香的茉莉花放入粥中，简单的食材让茉莉花的味道得以充分体现，细细品味，感觉是那样美好。

材料

干茉莉花............8 克
大米..................50 克
糯米..................50 克
枸杞....................5 克

烹饪秘籍

茉莉花的量可以根据自己的喜好增减，也可以加一点冰糖调节口味。

营养贴士

茉莉花香气浓郁，除了含有一般的营养成分外，还含有茶多酚、芳香油等成分，具有理气安神的功效，并有助于增强身体免疫力。

做法

1. 糯米洗净，提前在清水中浸泡 3 小时。

2. 大米洗净，提前在清水中浸泡 30 分钟。

3. 砂锅中加入约 1000 毫升清水，大火烧开后放入泡好的大米和糯米。

4. 再次烧开后转小火熬煮约 40 分钟，用饭勺不时搅动，防止煳锅。

5. 枸杞洗净，在清水中浸泡 5 分钟。

6. 放入干茉莉花和枸杞，继续熬煮 2 分钟左右即可关火。

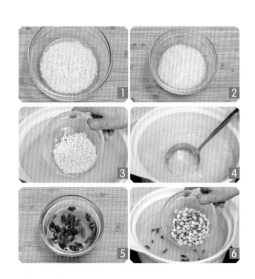

女性天生就是爱玫瑰的吧。娇艳的玫瑰花晒干之后放入粥中，会让你越喝越美丽。

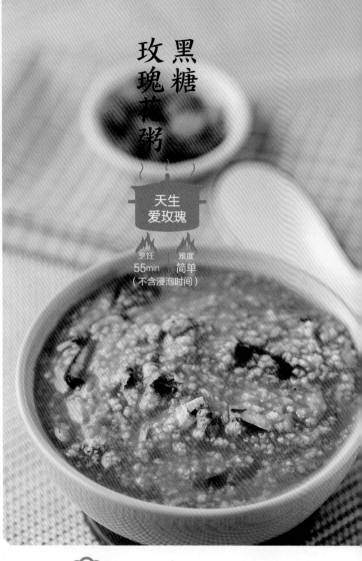

黑糖玫瑰花粥

天生
爱玫瑰

烹饪
55min
（不含浸泡时间）

难度
简单

 材料

干玫瑰花............8 克
红枣................30 克
黑糖................25 克
小米..............100 克

烹饪秘籍

1. 如果选择花瓣很大的干玫瑰花，可以提前掰开。
2. 如果选用玫瑰花苞，可以多熬煮一会儿，以便充分煮透。

营养贴士

玫瑰花比较温和，含有多种维生素和游离氨基酸，能够温养人体，让人感到心神宁静。除此以外，玫瑰花还有养颜美容的功效。

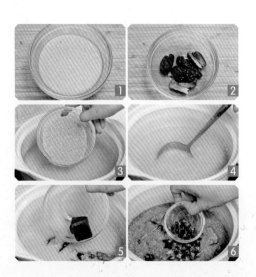

做法

1. 小米洗净，提前在清水中浸泡 20 分钟。
2. 红枣洗净，在温水中泡软后去核，切成两半。
3. 砂锅中加入约 1000 毫升清水，大火烧开后放入泡好的小米。
4. 再次烧开后转小火熬煮约 30 分钟，用饭勺不时搅动，防止煳锅。
5. 放入红枣和黑糖，继续熬煮 10 分钟左右。
6. 放入干玫瑰花，继续熬煮 2 分钟左右即可关火。

香芋牛奶红枣粥

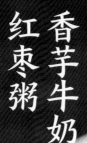

奶香味十足

烹饪 60min（不含浸泡时间）｜难度 简单

牛奶和香芋的温柔碰撞。软糯的香芋充分吸收了牛奶的味道，每一口都是软绵绵的奶香。

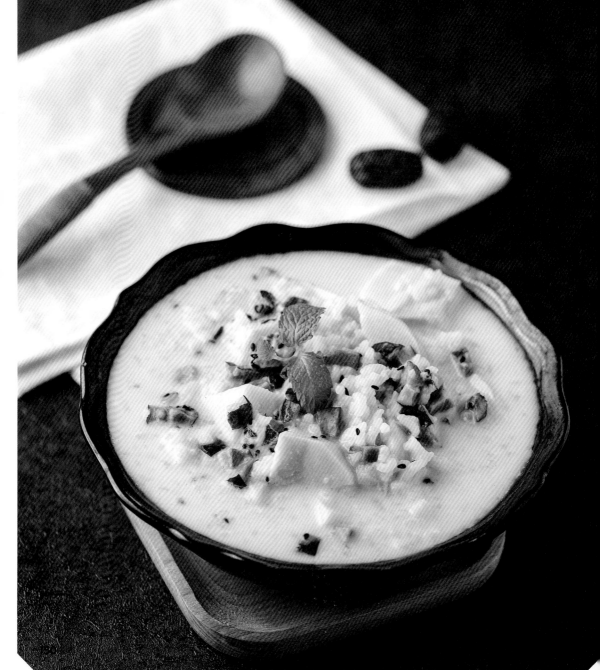

做法

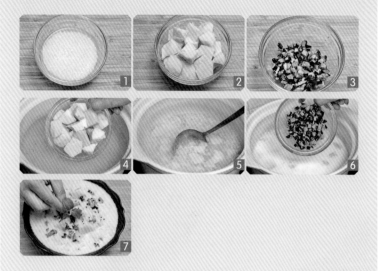

材料

香芋..............150 克
大米..............100 克
牛奶..........200 毫升
红枣..............20 克
熟黑芝麻..........1 克
新鲜薄荷叶.......2 片

1. 大米洗净，提前在清水中浸泡 30 分钟。

2. 香芋去皮后洗净，切成 2 厘米左右的滚刀块。

3. 红枣洗净，在温水中泡软后去核，切碎。

4. 砂锅中加入约 800 毫升清水，大火烧开后放入大米和香芋。

5. 再次烧开后转小火熬煮约 40 分钟，用饭勺不时搅动，防止糊锅。

6. 加入牛奶和红枣碎，继续熬煮 3 分钟左右即可关火。

7. 将粥盛在碗中后在表面撒上熟黑芝麻，放上新鲜薄荷叶作为装饰即可。

可以根据自己的喜好，对牛奶的量进行增减。

营养贴士

香芋和牛奶都富含蛋白质，可以为人体补充所需的营养素，让身体更加健康和强壮。

菊花雪梨粥

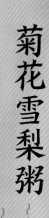

看花朵在粥里绽放

烹饪 60min
（不含浸泡时间）

难度 简单

这款粥因为加了菊花而增加了清香的味道，再加一点雪梨，嗯，味道

做法

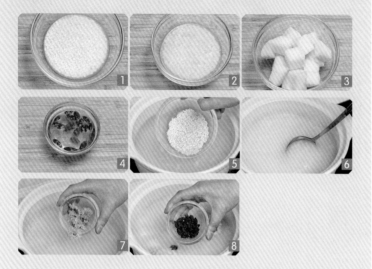

材料

干菊花..............8 朵

雪梨...............150 克

大米................50 克

糯米................50 克

枸杞.................5 克

1. 糯米洗净，提前在清水中浸泡 3 小时。

2. 大米洗净，提前在清水中浸泡 30 分钟。

3. 雪梨洗净后去皮、去核，切成 2 厘米见方的小块。

4. 枸杞洗净，在清水中浸泡 5 分钟。

5. 砂锅中加入约 1000 毫升清水，大火烧开后放入泡好的大米和糯米。

6. 再次烧开后转小火熬煮约 30 分钟，用饭勺不时搅动，防止煳锅。

7. 放入雪梨和干菊花，继续熬煮 10 分钟左右。

8. 放入枸杞，继续熬煮 2 分钟左右即可关火。

营养贴士

菊花中的氨基酸种类多且含量丰富。它有清热的功效，在粥中适当放一些，能够缓解身体因为上火而引起的症状。

烹饪秘籍

喜欢喝甜粥的话，可以加一些冰糖或者蜂蜜来调味，味道会更赞。

五仁紫米粥

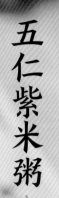

果仁的盛宴

烹饪 55min
（不含浸泡时间）

难度 简单

随心所欲选五种果仁，只要你喜欢，可以变化出无数种花样。果仁与紫米相遇，熬煮出一碗浓香。

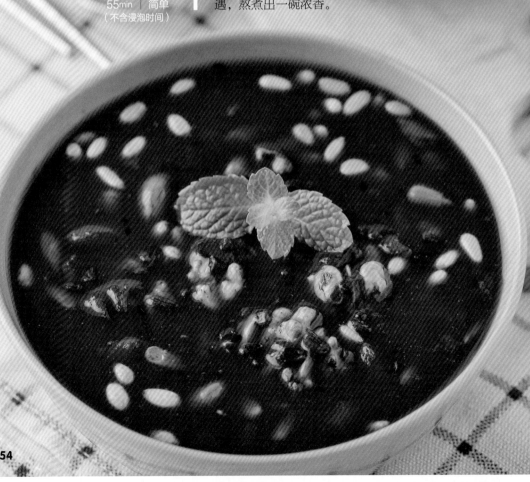

做法

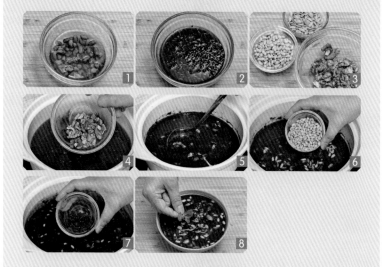

材料

紫米...............100 克
花生...............30 克
熟黑芝麻.........15 克
核桃仁.............30 克
瓜子仁.............20 克
松仁...............30 克
枸杞.................5 克
新鲜薄荷叶.......2 片

1. 花生洗净，提前在清水中浸泡 3 小时。

2. 紫米洗净，提前在清水中浸泡 1 小时。

3. 核桃仁洗净，控干水备用；松仁和瓜子仁均去掉表皮，备用；枸杞洗净，提前在清水中浸泡 5 分钟。

4. 砂锅中加入约 1000 毫升清水，大火烧开后放入紫米、花生、核桃仁。

5. 再次煮开后转小火熬煮 30 分钟左右，其间用饭勺不时搅动，防止煳锅。

6. 放入瓜子仁和松仁，继续熬煮 10 分钟左右。

7. 放入枸杞和熟黑芝麻，继续熬煮 2 分钟左右即可关火。

8. 将粥盛出后在表面装饰新鲜薄荷叶。

烹饪秘籍

紫米所含的营养成分多聚集在黑色皮层。简单清洗紫米即可，不宜长时间浸泡搓洗。

营养贴士

紫米含有丰富的蛋白质和微量元素，对脾胃有较好的滋补作用，搭配上各色果仁，能够给人体补充更加丰富全面的营养。

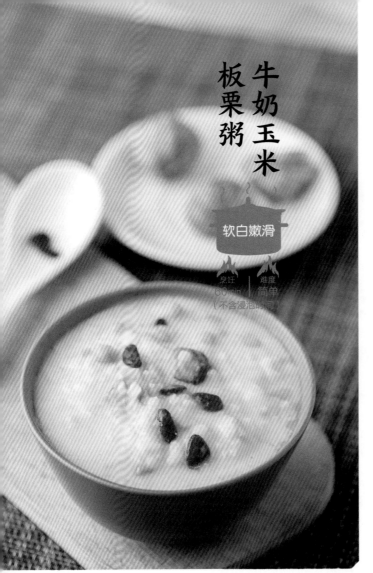

牛奶玉米板栗粥

金灿灿的玉米粒在粥中沉浮，软糯香甜的板栗让粥拥有了美好的滋味，顺滑的牛奶更是增添了这款粥的风味。

软白嫩滑

烹饪
60min
（不含浸泡时间）

难度
简单

材料

板栗	10 颗
甜玉米粒	100 克
大米	100 克
牛奶	200 毫升
枸杞	5 颗

烹饪秘籍

粥中可以根据自己的喜好放入冰糖或者蜂蜜。

营养贴士

板栗被称为"肾之果"，具有补肾健脾的功效。其中所含有的不饱和脂肪酸对预防动脉硬化有一定的功效。

做法

1. 大米洗净，提前在清水中浸泡 30 分钟。
2. 板栗去壳、去皮，清洗干净后切成小块。
3. 枸杞洗净，提前在清水中浸泡 5 分钟。砂锅中加入约 800 毫升清水，大火烧开后放入甜玉米粒、板栗和大米。
4. 再次烧开后转小火熬煮约 40 分钟，用饭勺不时搅动，防止煳锅。
5. 加入牛奶和枸杞，熬煮约 2 分钟即可关火。

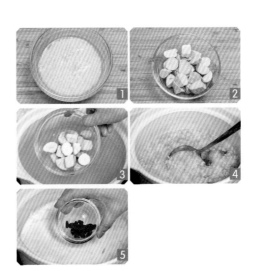

板栗的甜、腰果的香和莲子的软糯在一碗粥中融合，在温暖的夜晚，伴你嘴角上扬，会心一笑。

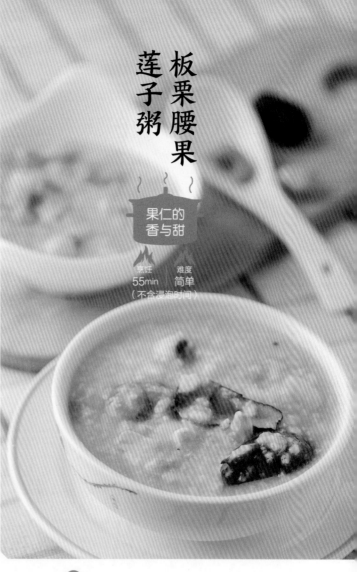

板栗腰果莲子粥

果仁的
香与甜

烹饪 55min （不含浸泡时间）
难度 简单

材料

板栗.................. 10 颗
腰果..................50 克
莲子..................50 克
红枣..................30 克
大米..............100 克

烹饪秘籍

如果买的腰果是炒熟的，可以晚一些放入粥中，与红枣一起放入即可。

营养贴士

腰果脂肪含量比较高，并且含有的微量元素种类比较丰富，在补充体力、延缓机体衰老等方面有一定的功效。

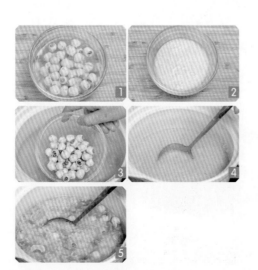

做法

1. 莲子洗净，提前在清水中浸泡 3 小时。

2. 大米洗净，提前在清水中浸泡 30 分钟。

3. 板栗去壳、去皮，清洗干净后切成小块；腰果洗净，控干水备用。红枣洗净，在温水中泡软后去核，切成两半。砂锅中加入约 1000 毫升清水，大火烧开后放入大米、板栗、腰果和莲子。

4. 再次煮开后转小火熬煮 30 分钟左右，用饭勺不时搅动，防止煳锅。

5. 放入红枣，继续熬煮 10 分钟左右即可关火。

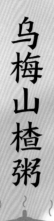

乌梅山楂粥

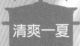
清爽一夏

烹饪
60min
（不含浸泡时间）

难度
简单

乌梅和山楂酸酸的味道让粥喝起来格外清爽。这款粥很适合夏季饮用，在冰箱里冷藏一下的话，味道会更棒。

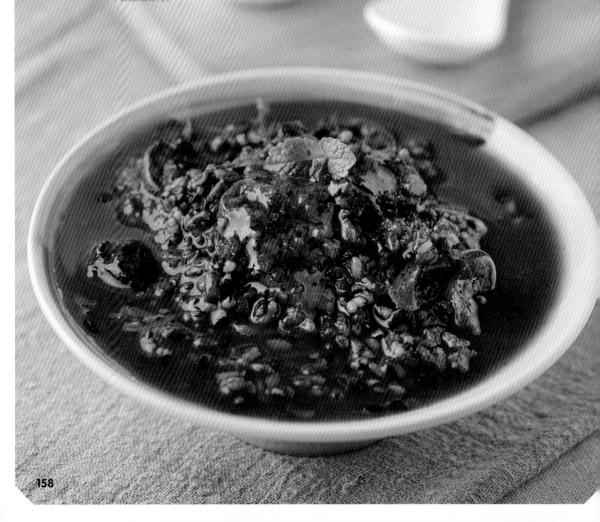

🍞 做法

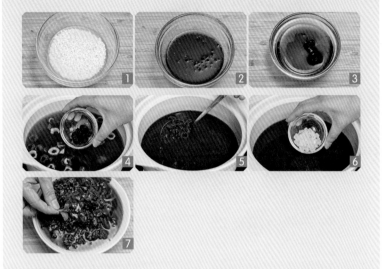

📖 材料

乌梅干............6 颗

山楂干............20 克

黑米............50 克

糯米............50 克

冰糖............50 克

桂花酱............20 克

薄荷叶............2 片

1. 糯米洗净，提前在清水中浸泡 3 小时。

2. 黑米洗净，提前在清水中浸泡 1 小时。

3. 乌梅干洗净，提前在清水中浸泡 10 分钟。

4. 山楂干洗净，提前在清水中浸泡 10 分钟。砂锅中加入约 1000 毫升清水，大火烧开后放入乌梅干、山楂干以及泡好的黑米和糯米。

5. 再次烧开后转小火熬煮约 40 分钟，用饭勺不时搅动，防止煳锅。

6. 放入冰糖，继续熬煮 5 分钟左右至冰糖化开即可关火。

7. 将粥盛出后淋上桂花酱，装饰上薄荷叶即可。

营养贴士

乌梅和山楂都含有天然的糖分和果酸，二者酸酸的味道能够刺激唾液分泌，具有增强食欲、生津解暑的功效，很适合在夏季食用。

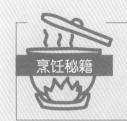

烹饪秘籍

乌梅干和山楂干的量可以根据自己的喜好进行增减。

燕麦苹果粥

烹饪
50min

难度
简单

（不含浸泡时间）

经过熬煮之后依然略带脆
脆口感的苹果，在顺滑的
燕麦粥中跳跃。两种口感
互相融合，给这道粥带来
新的体验。

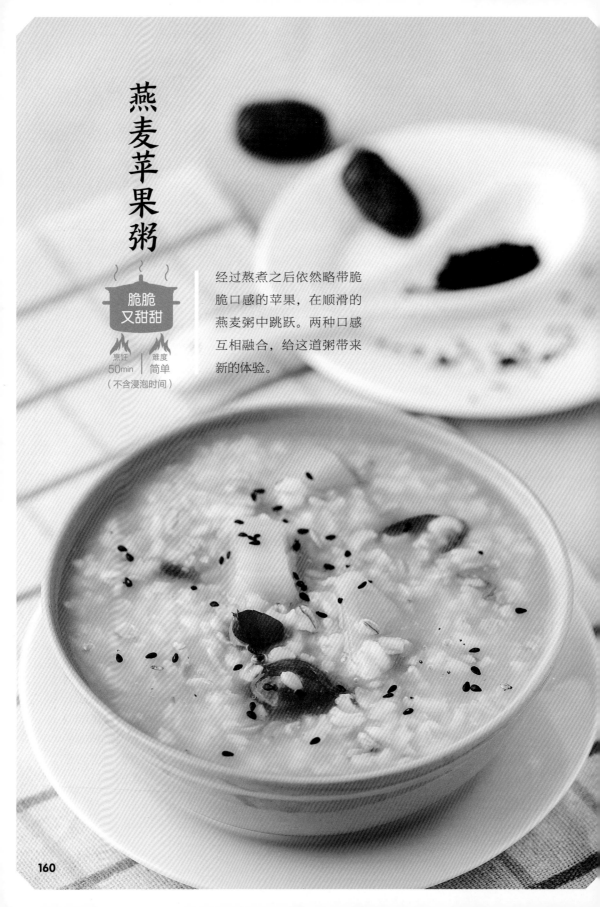

做法

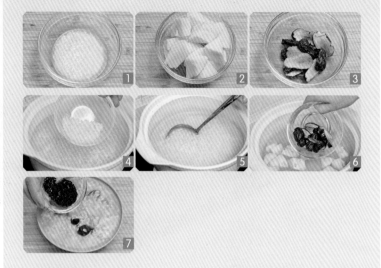

材料

苹果..............150 克
燕麦片.............80 克
大米..............30 克
红枣...............30 克
熟黑芝麻...........1 克

1. 大米洗净，提前在清水中浸泡 30 分钟。

2. 苹果洗净后去皮、核，切成 2 厘米左右的滚刀块。

3. 红枣洗净，在温水中泡软后去核，切成两半。

4. 砂锅中加入约 1000 毫升清水，大火烧开后放入泡好的大米。

5. 再次煮开后转小火熬煮 20 分钟，用饭勺不时搅动，防止煳锅。

6. 放入燕麦片、苹果和红枣继续熬煮 15 分钟左右即可关火。

7. 将粥盛在碗中后表面撒上熟黑芝麻作为装饰。

烹饪秘籍

苹果给粥带来了一丝甜味，这款粥就不要再加糖了，否则摄入过多热量容易长胖哦。

营养贴士

苹果和燕麦都属于低热量食物，而且苹果中的营养成分多为可溶性的，易于被人体吸收。

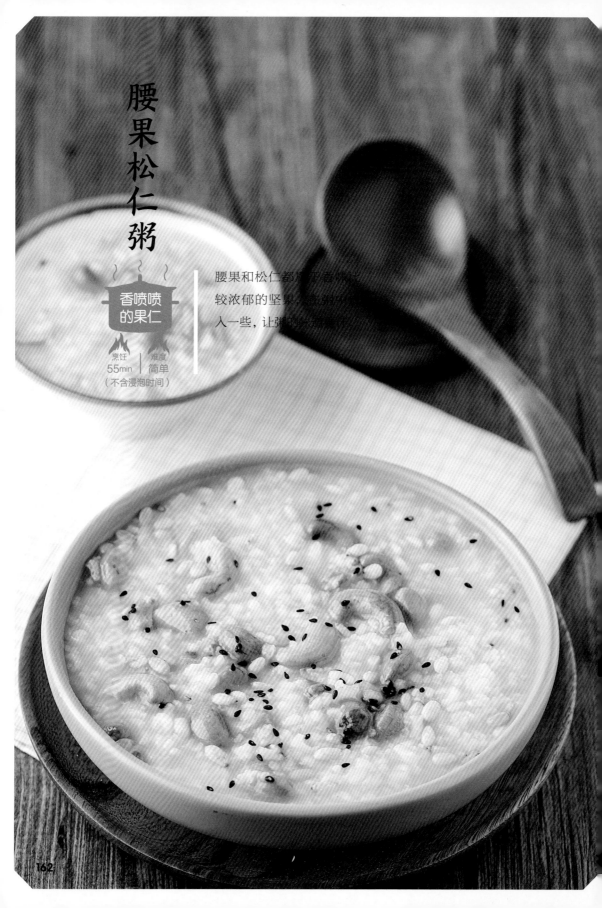

腰果松仁粥

香喷喷的果仁

腰果和松仁都是干香味比
较浓郁的坚果，在煮粥时加
入一些，让粥的味道更香。

烹饪
55min
（不含浸泡时间）

难度
简单

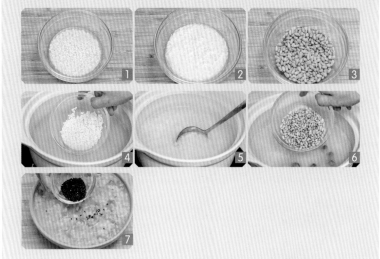

做法

1. 糯米洗净，提前在清水中浸泡 3 小时。

2. 大米洗净，提前在清水中浸泡 30 分钟。

3. 腰果洗净，控干水备用。

4. 松仁去掉表皮备用。砂锅中加入约 1000 毫升清水，大火烧开后放入泡好的大米和糯米。

5. 再次烧开后转小火熬煮约 30 分钟，用饭勺不时搅动，防止煳锅。

6. 加入腰果和松仁，熬煮约 10 分钟即可关火。

7. 将粥盛出后在表面撒上适量熟黑芝麻作为装饰。

烹饪秘籍

腰果也可以买熟制的，这样的话口味可以有更多选择。

营养贴士

腰果富含蛋白质，并且含有丰富的矿物质和微量元素，经常食用，对增强身体抵抗力有一定的帮助。

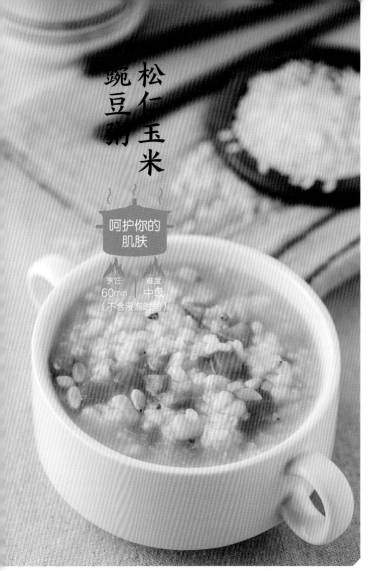

松仁玉米豌豆粥

呵护你的肌肤

烹饪 60min（不含浸泡时间）
难度 中级

香喷喷的松仁在粥中跳跃，黄色的玉米、绿色的豌豆和橙色的胡萝卜让粥的色彩更加丰富，真是一款养眼又美味的粥。

材料

松仁	30 克
玉米粒	60 克
豌豆	30 克
胡萝卜	30 克
大米	100 克
冰糖	30 克

烹饪秘籍

如果不喜欢甜味的粥，可以把这款粥中的糖换成适量盐，咸味的也很好喝哦。

营养贴士

豌豆含有丰富的微量元素和维生素，营养成分比较均衡，具有调和肠胃、抗菌消炎等功效。

做法

1. 大米洗净，提前在清水中浸泡 30 分钟。

2. 松仁去掉表皮；玉米粒、豌豆均洗净，控干水，备用。

3. 胡萝卜洗净，去皮，切成 0.5 厘米见方的丁。

4. 砂锅中加入约 1000 毫升清水，大火烧开后放入玉米粒、豌豆和泡好的大米。

5. 再次煮开后转小火熬煮 40 分钟左右，用饭勺不时搅动，防止煳锅。

6. 放入松仁、胡萝卜丁和冰糖，继续熬煮 3 分钟左右即可关火。

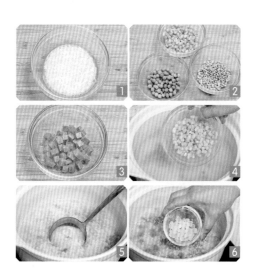

甜甜的蜜红豆在粥中跳跃，让粥甜蜜、温暖。如果你喜欢甜粥，不妨熬煮一碗吧，生活就应该如此甜蜜。

蜜红豆牛奶粥

暖心香甜

烹饪 60min（不含浸泡时间）　难度 中级

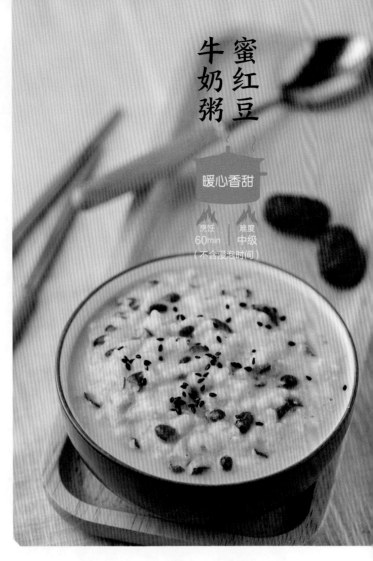

材料

蜜红豆...........150 克
大米.............100 克
红枣.............30 克
熟黑芝麻...........1 克
牛奶.........200 毫升

烹饪秘籍

蜜红豆比较甜，可以根据自己的喜好调整加入的量。

营养贴士

红豆含有丰富的钾和铁，有利尿消肿的功效，同时对心脏、血管也有一定的保护作用。

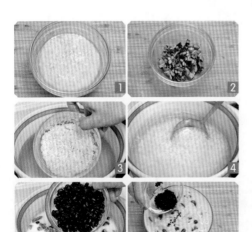

做法

1. 大米洗净，提前在清水中浸泡 30 分钟。

2. 红枣洗净，在温水中泡软后去核，切碎。

3. 砂锅中加入约 800 毫升清水，大火烧开后放入泡好的大米。

4. 再次烧开后转小火熬煮 40 分钟左右，用饭勺不时搅动，防止煳锅。

5. 放入蜜红豆、红枣和牛奶，继续熬煮 5 分钟左右即可关火。

6. 将粥盛出后在表面撒上熟黑芝麻作为装饰。

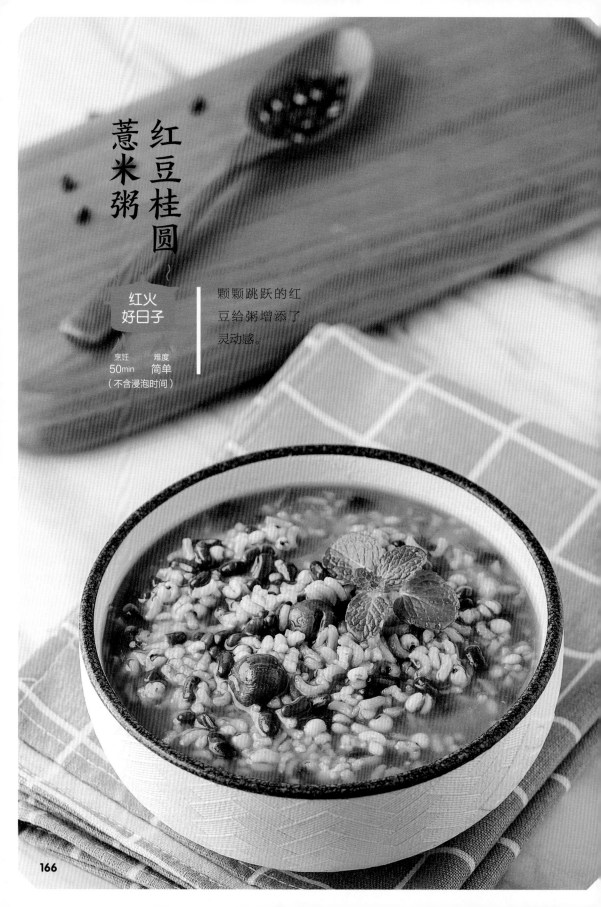

红豆桂圆薏米粥

红火好日子

颗颗跳跃的红豆给粥增添了灵动感。

烹饪 50min（不含浸泡时间）

难度 简单

做法

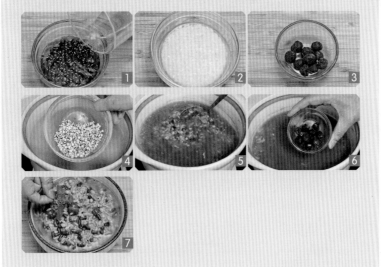

材料

大米..............100 克

红豆................50 克

薏米................50 克

干桂圆...........10 颗

冰糖................30 克

薄荷叶.............2 片

1. 红豆洗净，提前在清水中浸泡 6~10 小时。薏米洗净，提前在清水中浸泡 4 小时。

2. 大米洗净，提前在清水中浸泡 30 分钟。

3. 干桂圆剥皮后洗净，备用。

4. 砂锅中加入约 1000 毫升清水，大火烧开后放入泡好的红豆、大米和薏米。

5. 再次煮开后转小火熬煮约 30 分钟至食材软烂，用饭勺不时搅动，防止煳锅。

6. 放入干桂圆和冰糖，继续熬煮 10 分钟左右即可关火。

7. 将粥盛出后在表面放上薄荷叶作为装饰。

烹饪秘籍

因红豆比较难煮熟，所以浸泡时间要久一些，也可以提前一夜浸泡。

营养贴士

红豆含有丰富的钾元素和皂角苷，具有利尿的作用，并且能够有效地改善身体水肿的状况，具有比较高的药用价值和比较大的保健作用。

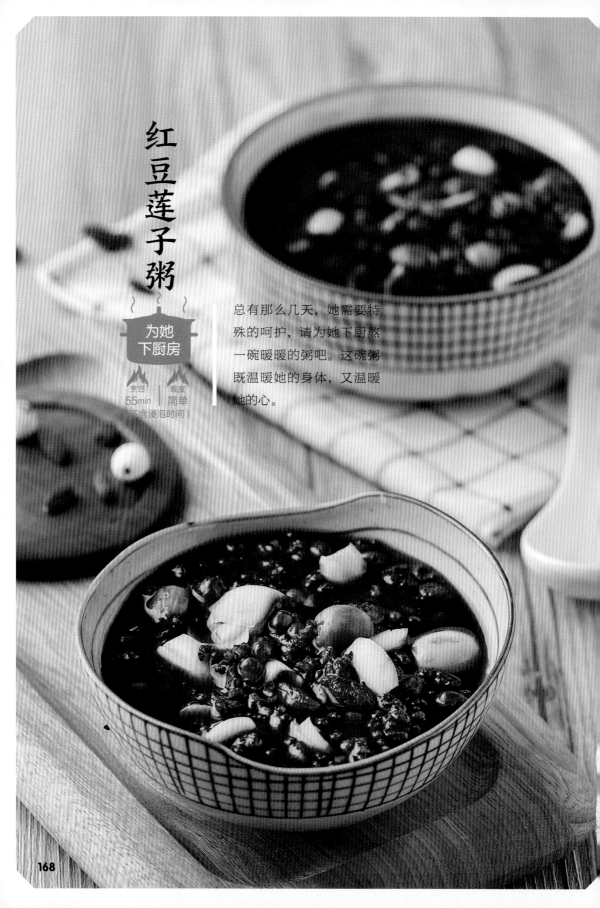

红豆莲子粥

为她
下厨房

烹饪
55min
(不含浸泡时间)

难度
简单

总有那么几天，她需要特殊的呵护，请为她下厨熬一碗暖暖的粥吧。这碗粥既温暖她的身体，又温暖她的心。

做法

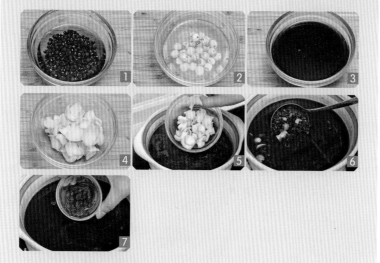

材料

红豆.................50 克

莲子.................50 克

鲜百合.............50 克

紫米...............100 克

枸杞.................5 克

1. 红豆洗净，提前在清水中浸泡 6~10 小时。

2. 莲子洗净，提前在清水中浸泡 3 小时。

3. 紫米洗净，提前在清水中浸泡 1 小时。

4. 鲜百合去头、蒂，掰成片，清洗干净。枸杞洗净，在清水中浸泡 5 分钟。

5. 砂锅中加入约 1000 毫升清水，大火烧开后放入红豆、莲子、鲜百合和紫米。

6. 再次煮开后转小火熬煮约 40 分钟至食材软烂，用饭勺不时搅动，防止煳锅。

7. 放入枸杞，继续熬煮 2 分钟左右即可关火。

烹饪秘籍

莲子的心会有苦味，最好购买去心的莲子，如果买到的是带心的莲子，则要在浸泡之后掰开，去掉莲心。

营养贴士

红豆含有丰富的蛋白质和多种矿物质，尤其是含有丰富的铁元素。对于女性而言，食用红豆可以补血益气，令气色红润有精神。

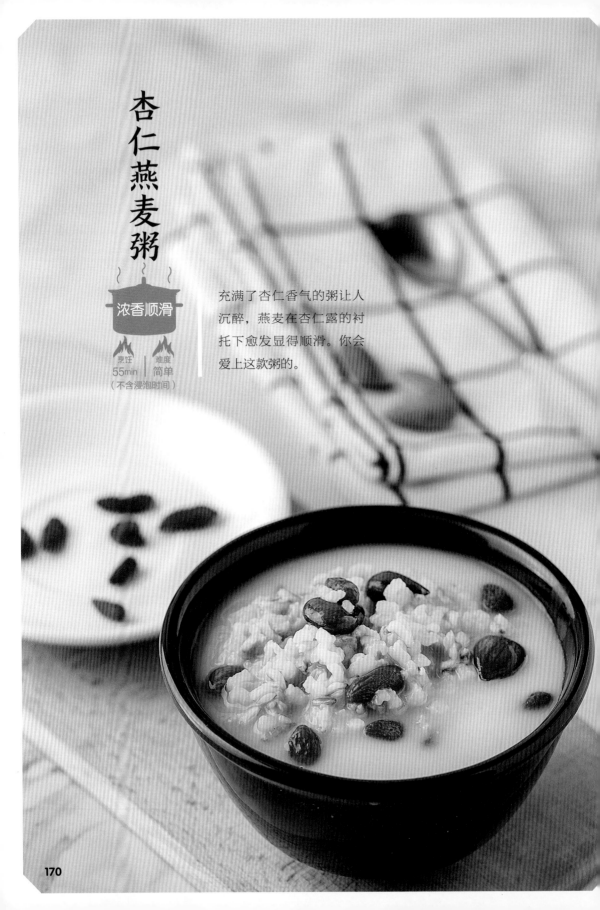

杏仁燕麦粥

浓香顺滑

烹饪
55min
（不含浸泡时间）

难度
简单

充满了杏仁香气的粥让人
沉醉，燕麦在杏仁露的衬
托下愈发显得顺滑。你会
爱上这款粥的。

做法

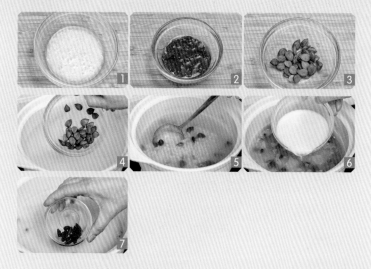

甜杏仁..............20 克

燕麦片..............80 克

大米..................40 克

枸杞..................5 克

杏仁露........ 200 毫升

1. 大米洗净，提前在清水中浸泡 30 分钟。

2. 枸杞洗净，提前在清水中浸泡 5 分钟。

3. 甜杏仁洗净，控干水备用。

4. 砂锅中加入约 800 毫升清水，大火烧开后放入甜杏仁和泡好的大米。

5. 再次煮开后转小火熬煮约 30 分钟至食材软烂，用饭勺不时搅动，防止煳锅。

6. 放入杏仁露和燕麦片继续熬煮约 15 分钟。

7. 放入枸杞继续熬煮 2 分钟左右即可关火。

营养贴士

甜杏仁含有胡萝卜素和多种微量元素，适量食用，能够让人面色更为红润和富有光泽，有一定的美容养颜功效。

 烹饪秘籍

杏仁露的量可以根据自己的喜好进行调整。

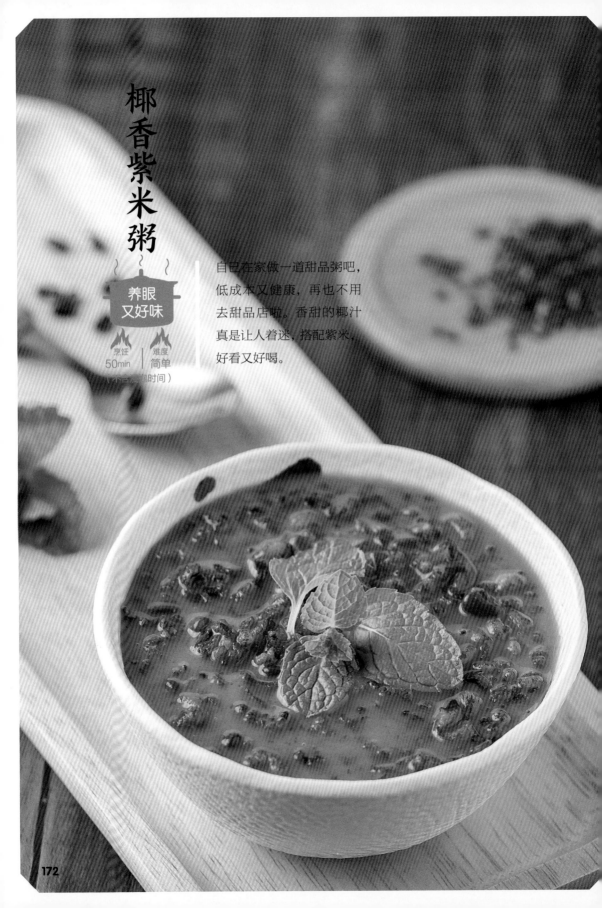

椰香紫米粥

养眼
又好味

烹饪
50min
（不含浸泡时间）

难度
简单

自已在家做一道甜品粥吧，低成本又健康，再也不用去甜品店啦。香甜的椰汁真是让人着迷，搭配紫米，好看又好喝。

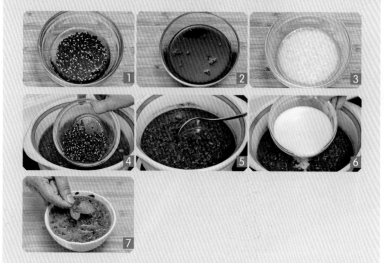

做法

材料

椰浆.......... 300 毫升
紫米.................50 克
大米.................50 克
红豆.................40 克
冰糖.................20 克
新鲜薄荷叶.......2 片

1. 红豆洗净，提前在清水中浸泡 6~10 小时。

2. 紫米洗净，提前在清水中浸泡 1 小时。

3. 大米洗净，提前在清水中浸泡 30 分钟。

4. 砂锅中加入约 700 毫升清水，大火烧开后放入泡好的红豆、紫米和大米。

5. 再次烧开后转小火熬煮约 30 分钟，用饭勺不时搅动，防止糊锅。

6. 放入椰浆和冰糖，继续熬煮 10 分钟左右即可关火。

7. 将粥盛出后在表面装饰上新鲜的薄荷叶。

烹饪秘籍

椰浆的量可以根据自己的喜好适当增减。椰浆本身具有一定的甜度，因此冰糖的量也要根据自己的口味进行调整。

营养贴士

椰浆含有丰富的钾、镁等营养物质，能够为人体提供丰富的营养。椰浆有一定的美白功效，爱美的女性可以适当食用。

黑米三红粥

补气养血

烹饪 55min | 难度 简单
（不含浸泡时间）

颜色浓重的一碗粥，看起来就营养满满。这碗粥，真的可以瞬间让身体充满力量呢。

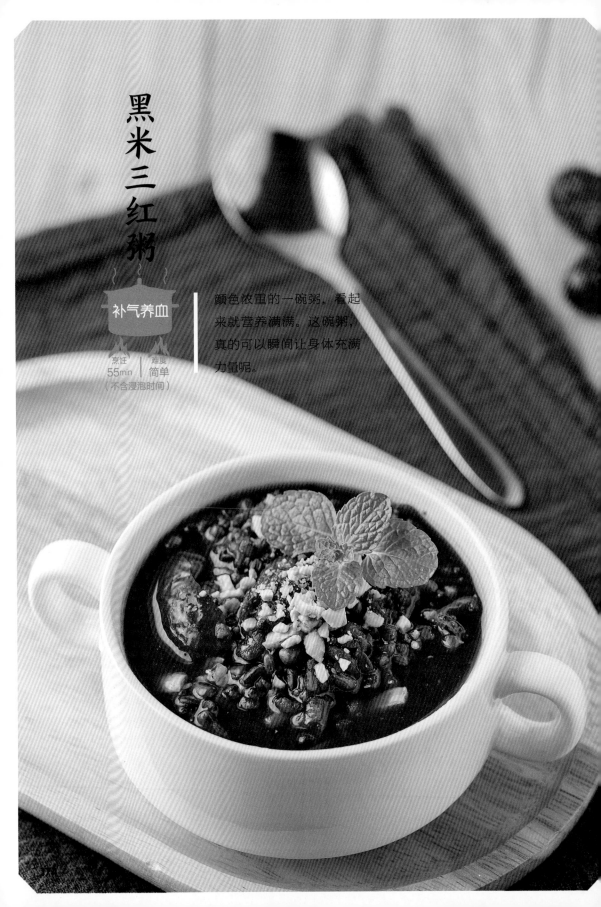

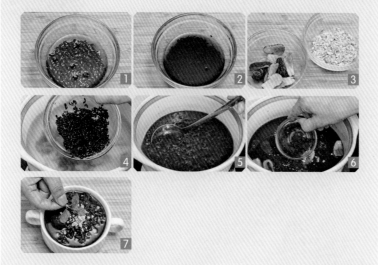

做法

材料

黑米..............50 克

大米..............50 克

红豆..............50 克

红枣..............30 克

熟腰果..........40 克

红糖..............20 克

薄荷叶..........2 片

1. 红豆洗净，提前在清水中浸泡 6~10 小时。

2. 黑米洗净，提前在清水中浸泡 1 小时。

3. 大米洗净，提前在清水中浸泡 30 分钟。红枣洗净，在温水中泡软后去核，切成两半；熟腰果提前压碎，备用。

4. 砂锅中加入约 1000 毫升清水，大火烧开后放入泡好的黑米、红豆和大米。

5. 再次煮开后转小火熬煮约 30 分钟，用饭勺不时搅动，防止糊锅。

6. 放入红枣、红糖和 30 克熟腰果碎，继续熬煮 10 分钟左右后关火。

7. 将粥盛出后在表面撒上剩余熟腰果碎，装饰上薄荷叶即可。

烹饪秘籍

如果担心黑米中的营养物质流失过多，可以用浸泡黑米的水来煮粥。

营养贴士

黑米含有丰富的矿物质和维生素，具有很高的食用和药用价值，搭配红豆和红枣，能够健身暖胃、补气养血。

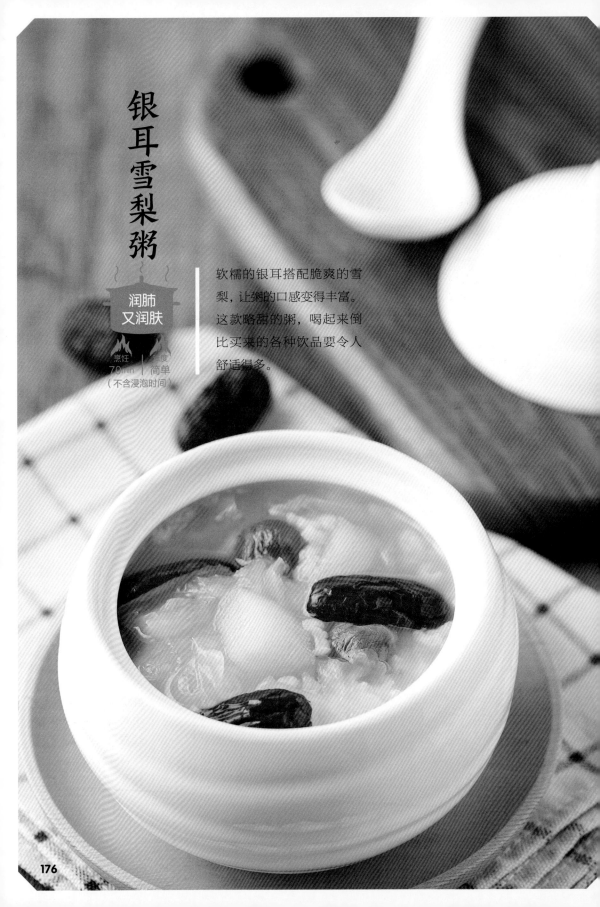

银耳雪梨粥

润肺又润肤

烹饪 | 难度
70min | 简单
（不含浸泡时间）

软糯的银耳搭配脆爽的雪梨，让粥的口感变得丰富。这款略甜的粥，喝起来倒比买来的各种饮品要令人舒适得多。

做法

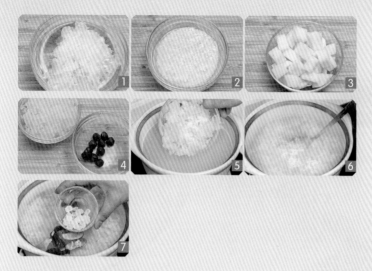

材料

银耳.................半朵
雪梨............150 克
大米............100 克
红枣.............30 克
干桂圆...........10 颗
冰糖.............30 克

1. 银耳洗净，提前在清水中浸泡 3 小时左右。

2. 大米洗净，提前在清水中浸泡 30 分钟。

3. 雪梨洗净后去皮、核，切成 2 厘米见方的小块。红枣洗净，在温水中泡软，去掉枣核，切成两半。

4. 将泡好的银耳撕成小朵，再次清洗干净；干桂圆剥皮后洗净备用。

5. 砂锅中加入约 1200 毫升清水，大火烧开后放入大米和银耳。

6. 再次煮开后转小火熬煮约 40 分钟，用饭勺不时搅动，防止煳锅。

7. 加入雪梨、红枣、桂圆和冰糖，继续熬煮 15 分钟左右即可关火。

 小知识

优质的银耳肉质较厚，颜色为白色或者微黄，花朵大而松散，闻起来会有其特有的香味。如果颜色很白或者闻起来有刺鼻的气味，则有可能经过化学药剂的处理，需要谨慎购买。

营养贴士

银耳不仅含有多种维生素和氨基酸，还含有天然的植物性胶质，对身体有较好的滋养作用，是公认的美容养颜食物之一。

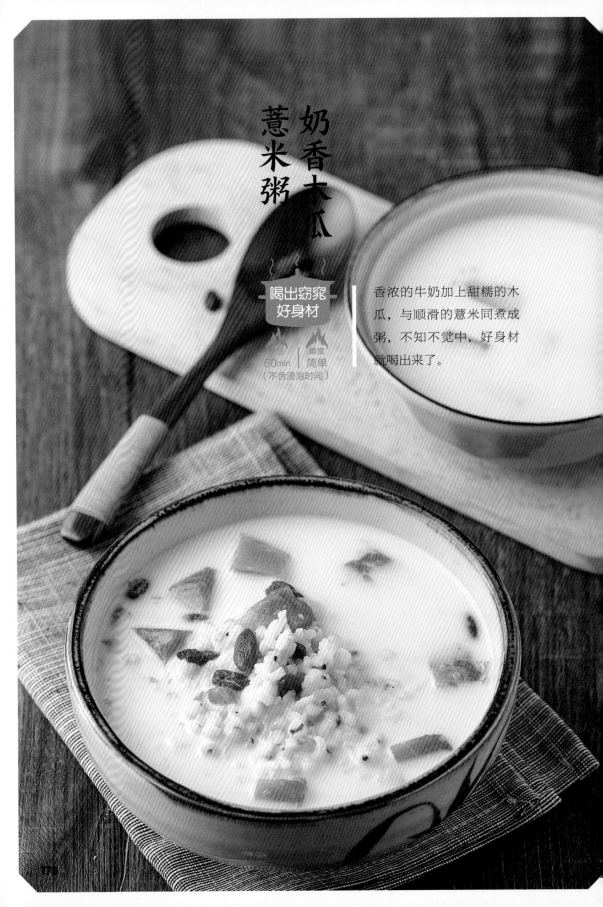

奶香木瓜薏米粥

喝出窈窕好身材

烹饪 60min（不含浸泡时间） | 难度 简单

香浓的牛奶加上甜糯的木瓜，与顺滑的薏米同煮成粥，不知不觉中，好身材就喝出来了。

🧑‍🍳 做法

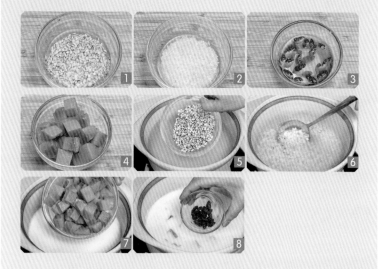

📷 材料

木瓜..............150 克

薏米...............70 克

大米...............50 克

枸杞..................5 克

牛奶..........200 毫升

1. 薏米洗净，提前在清水中浸泡 4 小时。

2. 大米洗净，提前在清水中浸泡 30 分钟。

3. 枸杞洗净，提前在清水中浸泡 5 分钟。

4. 木瓜洗净后去皮、籽，切成 2 厘米见方的小块。

5. 砂锅中加入约 800 毫升清水，大火烧开后放入泡好的薏米和大米。

6. 再次烧开后转小火熬煮约 30 分钟，用饭勺不时搅动，防止糊锅。

7. 放入木瓜和牛奶，继续熬煮 10 分钟左右。

8. 放入枸杞，继续熬煮 2 分钟左右即可关火。

烹饪秘籍

喜欢奶香味浓郁一些的话，可以适当增加牛奶的量。

营养贴士

木瓜有"万寿瓜"之称，营养丰富且易于被人体吸收，含有膳食纤维和多种维生素，尤其含有丰富的维生素 C，具有一定的美容功效。

莲藕瘦肉粥

烹饪
70min
（不含浸泡、腌制时间）

难度
简单

这款粥既有脆爽的莲藕带来的独特清香，又有里脊带来的浓郁肉香，喝上一口很是满足。

材料		调料			
莲藕	100克	油	2茶匙	香葱	1棵
胡萝卜	40克	盐	2克		
里脊肉	100克	生抽	1茶匙		
大米	100克	料酒	1茶匙		

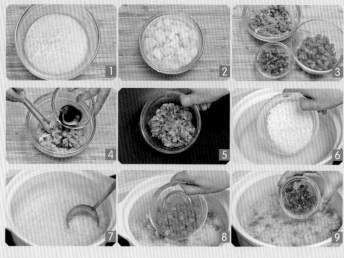

这款粥不要用铁锅熬煮，否则容易使莲藕变黑。

烹饪秘籍

 做法

1. 大米洗净，提前在清水中浸泡30分钟。

2. 莲藕洗净去皮，切成1厘米见方的丁，浸泡在清水中。

3. 里脊肉洗净，控干水，切成末；胡萝卜洗净去皮，切成0.5厘米见方的丁；香葱洗净，取葱叶切成葱花。

4. 将里脊肉末放入大碗中，加入料酒、生抽搅拌均匀后腌制20分钟。

5. 炒锅中放入油，烧至七成热后放入里脊肉末，滑炒至变色盛出。

6. 砂锅中加入约1000毫升清水，大火烧开后放入泡好的大米。

7. 再次烧开后转小火熬煮约30分钟，用饭勺不时搅动，防止煳锅。

8. 放入里脊肉末、胡萝卜丁和莲藕丁，继续熬煮10分钟左右。

9. 放入盐调味，最后撒上葱花即可关火。

营养贴士　莲藕膳食纤维比较丰富，能够帮助人体减少对脂类的吸收；瘦肉脂肪、蛋白质含量丰富，能够为人体提供能量，二者搭配，营养健康。

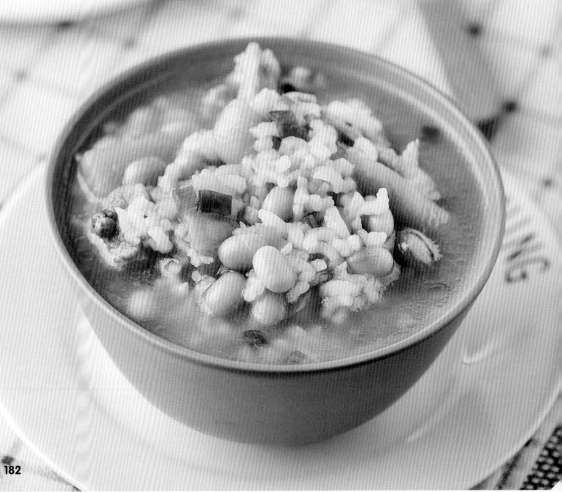

黄豆花生
猪蹄粥

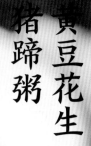

烹饪
100min

难度
中级

（不含浸泡、腌制时间）

猪蹄肥而不腻，又能够给粥带来肉香，咬一口还能吃到满满的胶原蛋白。在粥中加入猪蹄，真是很不错。

材料		调料			
黄豆	30 克	盐	2 克	八角	1 个
花生	20 克	料酒	2 茶匙	香葱	1 棵
猪蹄	半个	生抽	2 茶匙	生姜	15 克
大米	100 克	花椒	2 克		

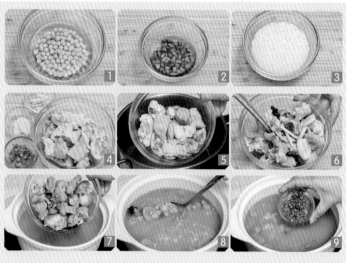

如果用高汤替代清水来煮粥，会让这款粥的味道更加鲜美。

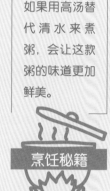

烹饪秘籍

 做法

1. 黄豆洗净，提前在清水中浸泡 1 小时。

2. 花生洗净，提前在清水中浸泡 1 小时。

3. 大米洗净，提前在清水中浸泡 30 分钟。

4. 猪蹄洗净后剁成小块；香葱洗净，将葱白切成段，葱叶切成葱花；生姜洗净，去皮，切成片。

5. 锅中放入猪蹄，加入没过食材的凉水，煮开后撇去表面的浮沫。将猪蹄捞出，冲洗干净，备用。

6. 将猪蹄放入大碗中，加入料酒、生抽、花椒、八角、葱白段和姜片腌制半小时，腌好之后将花椒、八角、葱白段和姜片挑出弃去。

7. 砂锅中加入约 1200 毫升清水，大火烧开后放入猪蹄和泡好的黄豆、花生、大米。

8. 再次煮开后转小火熬煮 1 小时左右，用饭勺不时搅动，防止煳锅。

9. 加入盐调味，出锅前撒上葱花即可。

营养贴士   猪蹄含有丰富的蛋白质、矿物质和维生素等有益成分，其中富含的胶原蛋白能够使皮肤更具有光泽和弹性，这也是它受到大众喜爱的原因之一。

图书在版编目（CIP）数据

暖暖香粥 / 萨巴蒂娜主编 . -- 青岛 : 青岛出版社，2019.8
ISBN 978-7-5552-8486-4

Ⅰ . ①暖… Ⅱ . ①萨… Ⅲ . ①粥—食物养生—食谱Ⅳ . ① R247.1 ② TS972.137

中国版本图书馆 CIP 数据核字 (2019) 第 170769 号

书　　　名	暖暖香粥	
主　　　编	萨巴蒂娜	
出 版 发 行	青岛出版社	
社　　　址	青岛市海尔路 182 号（266061）	
本 社 网 址	http://www.qdpub.com	
邮 购 电 话	13335059110　0532-68068026	
策 划 编 辑	周鸿媛	
责 任 编 辑	徐　巍　肖　雷	
设 计 制 作	潘　婷	
制　　　版	青岛帝骄文化传播有限公司	
印　　　刷	青岛海蓝印刷有限责任公司	
出 版 日 期	2019 年 9 月第 1 版 2019 年 9 月第 1 次印刷	
开　　　本	16 开（710 毫米 ×1010 毫米）	
印　　　张	12	
字　　　数	200 千	
图　　　数	904 幅	
书　　　号	ISBN 978-7-5552-8486-4	
定　　　价	49.80 元	

编校质量、盗版监督服务电话　4006532017　0532-68068638
建议陈列类别：生活类　美食类